rororo gesundes leben
Lektorat Heike Wilhelmi

Angelika Blume

VERHÜTEN ODER SCHWANGERWERDEN

Natürliche Familienplanung

rororo

Rowohlt

Überarbeitete Neuausgabe

Veröffentlicht im Rowohlt Taschenbuch Verlag GmbH, Reinbek bei Hamburg, November 1997

Umschlaggestaltung Barbara Thoben
(Foto: TCL/Bavaria)
Illustrationen im Text, sofern nicht anders angegeben: Peter Koch
Satz Sabon und Frutiger (Linotronic 500)
Gesamtherstellung Clausen & Bosse, Leck
Printed in Germany
1290-ISBN 3 499 60372 1

INHALT

Vorwort

Als ich vor Jahren von einem großen Verlagshaus gebeten wurde, mein erstes Buch zum Thema Empfängnisverhütung zu schreiben, ahnte ich nicht, auf welches Abenteuer ich mich einließ und in welchem Maße es meine ganze weitere Arbeit prägen würde. Meine harmlose Freude über diesen interessanten Auftrag verging mir nämlich schnell, als mir klar wurde, wieviel ich noch dazulernen mußte, um das menschliche Fortpflanzungssystem zu verstehen und die verschiedenen Familienplanungsmethoden kennen- und einschätzen zu lernen. Außerdem merkte ich bald, daß sich auf manche Methoden großes wissenschaftliches Interesse konzentrierte, andere dagegen geradezu stiefmütterlich behandelt wurden. Das Forschungsmaterial über die Wirkungen und möglichen Nebenwirkungen der Pille und der Spirale beispielsweise füllte schon damals ganze Bibliotheken. Zur natürlichen Familienplanung gab es hingegen nur wenig Brauchbares.

Ähnlich sah es auf dem Buchmarkt aus. Das Angebot an guter Sachliteratur zu den Methoden der Körperbeobachtung war eher mager.

Meine Gespräche mit Gynäkologen waren – von einigen Ausnahmen abgesehen – ebenfalls wenig hilfreich. Die meisten, die ich auf natürliche Familienplanung ansprach, winkten ab. Für sie war diese Art der Fruchtbarkeitskontrolle nicht diskutabel.

Ich bemühte mich weiter um Informationen und begann selbst, meine Morgentemperatur zu messen und die Fruchtbarkeitszeichen zu beobachten. Mir war inzwischen klargeworden, daß natürliche Empfängniskontrolle eine gute und zuverlässige Alternative zu Pille und Spirale für all die Frauen darstellt, die Hormone oder Intrauterinpessare – aus welchen Gründen auch immer – nicht anwenden können oder wollen und für die eine Sterilisation (noch) nicht in Frage kommt. Außerdem gefiel mir daran, daß Frauen auf so einfache Weise den zyklischen Wechsel ihrer unfruchtbaren und fruchtbaren Tage selbst beobachten und weitgehend unabhängig von Ärzten und Produkten der pharmazeutischen Industrie für ihre Empfängnisverhütung und für ihre Schwangerschaftsplanung nutzen können. Und mich faszinierten schließlich die über den rein familienplanerischen Aspekt weit hinausreichenden Selbsterfahrungsmöglichkeiten, die diese Methode eröffnet. Ich lernte im Laufe der Zeit die vielen möglichen Veränderungen meines eigenen Zyklusmusters kennen und deuten.

Vieles, was mich zuvor beunruhigt hatte, zum Beispiel sehr kurze oder sehr lange Zyklen, konnte ich mir nun selbst erklären. Darüber hinaus entdeckte ich bei mir die Zusammenhänge zwischen bestimmten seelischen und körperlichen Stressqualitäten und daraus folgenden Zyklusveränderungen. Heute betrachte ich meine Kurvenblätter als eine Art Tagebuch meines Befindens. Sie sind ein untrügliches Spiegelbild meiner seelischen und körperlichen Verfassung, das mich in Belastungssituationen daran erinnert, vorsichtiger mit meinen Kräften umzugehen.

Trotz dieser intensiven Beschäftigung mit Körperbeobachtung und natürlicher Familienplanung hatte ich lange Zeit das Gefühl, noch immer nicht ganz sicher in dieser Thematik zu sein. Deshalb meldete ich mich 1985 zu einem Lehrgang der katholischen Bundesarbeitsgemeinschaft für Beratung an. Ich bin zwar konfessionell nicht gebunden und habe auch eine eher kritische Distanz zu den päpstlichen Vorstellungen von Familienplanung. Aber ich respektiere diese Haltung und teile weitgehend das sachliche Engagement der Kirche für NFP, wie die natürliche Familienplanung im internationalen Sprachgebrauch abgekürzt wird. Mitte 1986 schloß ich diese Ausbildung mit einer schriftlichen und mündlichen Prüfung vor einem ärztlichen Gremium ab. Jeder Unterweiser unserer Gruppe mußte außerdem nachweisen, mindestens drei Frauen und ihre Partner über drei Monate in die natürliche Familienplanung eingeführt zu haben. Von 1986 bis 1989 leitete ich gemeinsam mit einer Hebamme Kurse über natürliche Fruchtbarkeitskontrolle in einer Familienbildungsstätte. Diese Kurse haben mir gezeigt, wie groß das Interesse an den natürlichen Methoden ist. Dieselbe Erfahrung habe ich danach auch immer wieder in meiner Arbeit als Medizinredakteurin einer großen Frauenzeitschrift gemacht. Deshalb möchte ich mein Wissen und meine Erfahrungen in diesem Buch zusammenfassen. Es ist für Menschen gedacht, die sich mit Hilfe dieser schriftlichen Unterweisung entweder selbst in diese Thematik einarbeiten oder sie als Begleitbuch zu einem NFP-Kursus verwenden wollen.

Die in den mittleren Abschnitten dargestellten *Regeln zur natürlichen Familienplanung* und die Sonderregeln für NFP nach Absetzen der Pille, in der Stillzeit und vor dem Wechsel entsprechen in ihrem Sachgehalt dem, was ich in meiner Unterweiser-Ausbildung gelernt habe. Mit freundlicher Genehmigung der katholischen Bundesarbeitsgemeinschaft für Beratung konnte ich dieses Regelwerk übernehmen. Hierfür möchte ich mich herzlich bedanken.

Um diese Regeln zu verstehen und sicher anzuwenden, ist es hilfreich, zumindest einen Grundbegriff vom *Aufbau der menschlichen Fortpflanzungsorgane* und deren Funktionen zu haben. Deshalb beschäftigen sich die ersten großen Sachkapitel zunächst mit dieser komplexen Thematik.

Paare, die zwar Schwangerschaften vermeiden, während der fruchtbaren Tage aber nicht auf Geschlechtsverkehr verzichten wollen, finden darüber hinaus ein Kapitel über *Verhütungsmittel, die sich gut mit NFP kombinieren lassen.*

Ein weiterer Abschnitt ist der *Pille und der Spirale «danach»* gewidmet. Es handelt sich dabei allerdings nicht um eine Verhütungsmethode, sondern um eine reine Nothilfe. Mit diesen Mitteln können Schwangerschaftsabbrüche verhindert werden, wenn einmal ein Kondom geplatzt oder abgerutscht ist, das Diaphragma zu früh herausgenommen oder eine wichtige NFP-Regel versehentlich nicht beachtet wurde.

Der letzte große Abschnitt widmet sich der *Schwangerschaftsplanung*, die mit den Methoden der Fruchtbarkeitswahrnehmung ebenso möglich ist wie die Empfängnisverhütung. Insbesondere Frauen, die schon seit längerer Zeit vergeblich versuchen, schwanger zu werden, können von dieser Möglichkeit profitieren.

Meine Erfahrung hat mir gezeigt, daß manche Frauen sich von schwangerschaftshinderlichen seelischen und körperlichen Verspannungen lösen können, wenn sie sich ein paar Monate Zeit – ohne Erfolgsdruck – geben, ihren Körper besser kennenzulernen. Oft zeigt sich dabei, daß ihre Kurvenverläufe vollkommen in Ordnung sind. Und es ergibt sich die Frage, ob die ungewollte Kinderlosigkeit vielleicht an einer organischen oder stressbedingten Fruchtbarkeitsstörung des Mannes liegt.

Ebenso kann es aber auch sein, daß sich aus dem Kurvenbild Anhaltspunkte dafür ergeben, warum bisher keine Schwangerschaft eingetreten ist und was die betreffende Frau möglicherweise selbst dagegen tun kann. Die körperliche und/oder seelische Stressbelastung zu mindern kann zum Beispiel sehr wichtig sein. Ob das gelingt, läßt sich dann wiederum oftmals an den Kurvenverläufen ablesen. Frauen nehmen auf diese Weise zunächst einmal selbst die Initiative in die Hand, bevor sie sich an einen Arzt wenden, und ersparen sich damit unter Umständen aufwendige und belastende Hormontherapien.

DIE NATÜRLICHE FAMILIENPLANUNG

- Was ist natürlich?
- Von Soranos bis Ogino
- Warum natürliche Familienplanung?

Seit Mitte der siebziger Jahre findet eine Methode zur Fruchtbarkeitskontrolle mehr und mehr Aufmerksamkeit, die «natürliche Familienplanung» genannt wird. Die Angst vor den möglichen Nebenwirkungen und Langzeitfolgen der Spirale und der Pille begünstigte diese Entwicklung. Vielen Frauen wurde klar, daß so tiefe Eingriffe in den menschlichen Organismus, wie sie durch Pille und Spirale geschehen, nicht immer ohne Folgen sind. Sie suchten deshalb nach Verhütungsmethoden, die möglichst ebensosicher wie Pille und Spirale, aber gesundheitlich weniger belastend sind, und entdeckten dabei unter anderem die natürliche Familienplanung wieder.

Während es Mitte der siebziger Jahre nur wenige «Alternative» waren, die sich auf Temperatur- und Schleim-Beobachtung verließen, nutzten 1985 bereits vier Prozent der Bundesbürgerinnen im fortpflanzungsfähigen Alter[1] diese Methoden. Seither hat sich ihre Zahl noch einmal fast verdoppelt. Der Berufsverband der Frauenärzte gab 1995 an[2], daß sieben Prozent nach der «Temperatur-Methode» verhüten.

Grundlegende Skepsis gegenüber Pille und Spirale sind dafür ebenso verantwortlich wie bundesweit verbesserte Unterweisungsangebote der Pro Familia und der kirchlichen Berater. Allein die Arbeitsgruppe NFP hat in den letzten Jahren über 600 Berater und Beraterinnen ausgebildet. Davon sind insgesamt rund 400 in über 50 Regionalgruppen aktiv. Die entsprechenden Kontaktadressen stehen im Anhang auf Seite 156.

Eine zunehmende Rolle bei der Verbreitung von NFP spielen aber auch die Zyklus-Computer und Hormon-Tester, die in immer größerer Zahl erhältlich sind. Insbesondere jüngere Frauen, die bereits an Computer gewöhnt sind, finden die kleinen Geräte attraktiv (siehe hierzu auch Seite 104).

Auf seiten der Hausärzte und Gynäkologen ist die Bereitschaft, Frauen und ihre Partner über natürliche Verhütung zu beraten, sehr unterschiedlich. Eine zunehmende Zahl von Ärztinnen und Ärzten sind in diesem Punkt sehr engagiert und arbeiten auch mit den jeweiligen Beratungsstellen oder Laien-Unterweisern zusammen. Die Mehrzahl der Ärzte steht der natürlichen Familienplanung jedoch eher skeptisch gegenüber. Hinter dieser Haltung verbirgt sich nur zu oft die falsche Annahme, natürliche Verhütung sei sehr unsicher. Früher, als die Methoden noch wenig ausgereift waren, traf das auf bestimmte natürliche Verhütungsarten, zum Beispiel die Kalender-Methode nach Knaus und Ogino, durchaus zu. Inzwischen hat sich das sehr geändert. Die erreichbare Sicherheit natürlicher Verhütung liegt, wenn die Anwender gut und lange genug unterwiesen und begleitend beraten wurden, im Bereich dessen, was auch mit der Pille und der Spirale möglich ist. Ärzte, die pauschal vor der mangelnden Sicherheit der natürlichen Verhütung warnen, zeigen damit also nur, daß sie in diesem Punkt den gegenwärtigen Stand der Verhütungs-Forschung nicht kennen.

Was ist natürlich?

Zu den verschiedenen Kontroversen, die das Interesse an der natürlichen Familienplanung ausgelöst hat, zählt neben der Frage nach der Sicherheit unter anderem auch die Diskussion um den Begriff «Natürlichkeit». Er wird für diese Methoden zur Feststellung der fruchtbaren und unfruchtbaren Phasen im Zyklus der Frau verwendet, weil sie sich die physiologischen Abläufe im weiblichen Körper zunutze machen, ohne mit Verhütungsmitteln in den Organismus einzugreifen bzw. die Empfängnis durch eine Barriere zu blockieren.

Die Kritik an dem Begriff «natürlich» richtet sich zum Beispiel dagegen, daß dieses Adjektiv den Rückschluß nahelege, alle anderen Methoden seien unnatürlich und deswegen weniger empfehlenswert.

Außerdem weisen Kritiker darauf hin, daß es letztlich kaum einen Unterschied mache, ob jemand Fortpflanzung dadurch kontrolliert oder ausschließt, daß er seinem Körper etwas hinzufügt (ein Verhütungsmittel) oder daß er etwas unterläßt (Geschlechtsverkehr). Von Natürlichkeit im Sinne eines nicht gesteuerten Sexualverhaltens könne keine Rede sein. Beides liefe vielmehr auf die Überwindung der menschlichen Natur hinaus, wobei allerdings die ausschließliche Anwendung der Körperbeobachtungsmethoden innerhalb der Möglichkeiten und Grenzen bleibt, die der weibliche Körper vorgibt.

Familienplanungsexperten schlagen deshalb vor, künftig von den Methoden der «Fruchtbarkeitswahrnehmung» zu sprechen. Dieser Begriff ist sicher zutreffender. Dennoch wird in den folgenden Abschnitten auch weiterhin von natürlicher Familienplanung gesprochen, weil sich diese Bezeichnung inzwischen eingebürgert hat und das Umsteigen auf einen anderen Ausdruck Verwirrung stiften könnte. Das sollte möglichst vermieden werden, weil ein gewisses Maß an Verwirrung schon jetzt nicht zu übersehen ist. Die verschiedenen Vertreter der natürlichen Methoden konnten sich bislang nämlich noch nicht auf ein gemeinsam abgestimmtes Benennungs- und Regelwerk einigen. Dadurch sind zum Teil voneinander abweichende Regeln zur Bestimmung des Anfangs und des Endes der fruchtbaren Zeit im Zyklus publiziert und propagiert worden.

Von Soranos bis Ogino

Die genauen Kenntnisse der regelmäßig wiederkehrenden Abläufe im Körper der Frau haben entscheidend zur Verbesserung der natürlichen Methoden beigetragen. Zu anderen Zeiten und in anderen Kulturen hat man sie offenbar nicht gebraucht. Denn auch ohne exaktes anatomisches und physiologisches oder gar endokrinologisches* Wissen haben Frauen schon vor vielen Jahrhunderten die fruchtbaren Phasen in ihren Zyklen zumindest annähernd gekannt und vom Geschlechtsverkehr ausgespart oder in dieser Zeit Verhütungsmittel angewendet.

Wann Frauen damit begonnen haben, diese Methoden aus ihren Erfahrungen zu entwickeln, läßt sich heute nicht mehr genau sagen. Gesicherte historische Hinweise sind nur schwer zu finden, und das wenige Vorhandene ist eher fragmentarisch. Man muß also aus vielen Quellen schöpfen, um sich ein Bild zu machen. Und man muß weit in der Geschichte zurückschauen, bis in die Zeit der großen Göttin, die etwa seit dem dritten vorchristlichen Jahrhundert im Mittelmeerraum verehrt wurde. Bei den semitischen Völkern hieß sie beispielsweise Istar, die Sumerer nannten sie Innana. Diese Göttin war zugleich das Sinnbild der Fruchtbarkeit und die Verkörperung weiblicher sexueller Macht und erotischer Anziehungskraft. In Darstellungen dieser Zeit wird sie oft in Begleitung von Raubkatzen, bekleidet mit einem Pantherfell, gezeigt. Istar bzw. Innana wurden unter anderem auch kleine Tonfiguren geweiht, die zum Teil mit 29 oder 30 kleinen, in Reihen angeordneten Löchern bedeckt waren. Der Alter-

* Endokrinologie = Hormonforschung

tumsforscher Wolfgang Helck, der sich sehr intensiv mit der weiblichen Gottheit befaßt hat, beschreibt diese Tonfigürchen als Menstruations-Steckkalender.[3] In ähnlicher Form sind sie noch bis ins christliche Mittelalter nachzuweisen.

Ob Frauen diese Kalender bereits benutzt haben, um darauf ihre fruchtbaren und unfruchtbaren Tage festzuhalten, ist ungewiß, aber nicht unmöglich. Klar ist dagegen, von welcher Zykluslänge die Frauen dieser Zeit ausgegangen sind.

Diese 29 bzw. 30 Tage entsprechen übrigens der Zeit, die der Mond für seinen Umlauf braucht (29,8 Tage). Möglicherweise liegt in dieser Übereinstimmung auch der Grund dafür, daß das lateinische Wort für Monate «menses» das gleiche ist, das auch für die Monatsregel der Frau gebraucht wurde. Der Begriff Menstruation kommt ebenfalls aus diesem Wortstamm.

Wichtiger als eine mögliche Übereinstimmung zwischen Mondumlauf und Monatszyklus ist in diesem Zusammenhang jedoch die zugrunde gelegte Zykluslänge. Denn damit haben wir heute einen wichtigen Anhaltspunkt bei der Frage, ob die alten Enthaltsamkeitsregeln einen familienplanerischen Sinn hatten. Zum Beispiel das Reinheitsgebot aus dem Alten Testament (es entstand in den Jahren zwischen 1200 und 100 v. Chr.) bekommt vor diesem Hintergrund einen neuen Akzent.

Nach diesem Gebot aus dem dritten Buch Mose gelten Frauen nämlich bis zum siebten Tag nach dem Ende ihrer Blutung als unrein. Das heißt: Niemand soll sie berühren, mit ihnen das Lager teilen oder sich ihnen sexuell nähern. Geht man nun von einem 29-Tage-Zyklus und einer vier- bis siebentägigen Dauer der Menstruation aus, durfte Verkehr also erst wieder stattfinden, wenn die Frauen in ihre fruchtbare Zyklusphase kamen. Denn der Eisprung findet zwölf bis 16 Tage vor der nächsten Blutung statt. Bei einem 29tägigen Zyklus sind das die Tage 14 bis 18.

Die Reinheitsvorschriften der Juden haben also dem Gebot «Seid fruchtbar und mehret euch» gedient. Eine Textstelle aus dem babylonischen Talmud, der wichtigsten Zusammenfassung der jüdischen Lehren, Vorschriften und Überlieferungen, bestätigt diese Annahme. Im Traktat Nidda, Abschnitt 31 b, steht sinngemäß, daß eine Frau nur kurz nach dem vorgeschriebenen Reinigungsbad am Ende ihrer unreinen Zeit geschwängert werden kann.

Der erste Hinweis, daß solches Wissen auch zur Verhütung angewendet wurde, findet sich bei *Soranos von Ephesus* (98–138 n. Chr.), der unter den Kaisern Trajan und Hadrian in Rom gearbeitet hat. Soranos gilt als der größte Gynäkologe der Antike. In seinen zahlreichen Schriften, deren Originale zum größten Teil bis ins 19. Jahrhundert hinein als verloren galten und erst in den späten dreißiger Jahren des vorigen Jahrhunderts wiederentdeckt und gedruckt wurden, findet sich viel über Verhütung. Unter anderem nennt er auch die Zeiten im Zyklus, in denen auf Koitus verzichtet werden solle, um eine Schwangerschaft zu vermeiden. Nach Soranos sind das die Tage unmittelbar vor und nach der Menstruation.

Soranos muß sich danach also vorgestellt haben, daß die Frau rund um ihre Regel am fruchtbarsten ist. Das entspräche zwar der antiken Ansicht, das Menstruationsblut sei der weibliche Samen, aus dem die Frau zusammen mit dem männlichen Sperma ihre Kinder hervorbrächte. Aber dennoch ist es kaum glaubhaft, daß Soranos so viel dümmer als seine griechischen Vorfahren gewesen sein soll, die ihr Wissen zum Teil von den

Juden und den Ägyptern übernommen hatten. Man kann also nur spekulieren, daß Soranos entweder falsch übersetzt worden ist oder daß er die Methode der Zeitwahl, die ihm womöglich verhütungskundige Frauen erklärt hatten, falsch verstanden hat. Der geringe Erfolg dieser Zeitwahl hätte ihn allerdings auf seinen Irrtum hinweisen müssen.

Wie dem auch sei, das alte jüdische Wissen tauchte rund dreihundert Jahre nach Soranos in den Schriften des großen Kirchenlehrers *Augustinus* wieder auf. Er war Bischof im nordafrikanischen Hippo und starb 430 n. Chr. In seinem Kampf gegen die nichtchristliche iranische Glaubensgemeinschaft der Manichäer verurteilte er noch die Methode, die heute von der katholischen Kirche als einziges Mittel zur Familienplanung akzeptiert wird. Er wetterte gegen die Manichäer:

«Habt ihr uns etwas früher nicht gewarnt, so sorgsam wie nur möglich auf die Zeit nach der monatlichen Reinigung zu achten, wenn zu erwarten ist, daß die Frau empfängt, und zu dieser Zeit uns vom Verkehr zu enthalten, damit nicht eine Seele in das Fleisch gegossen werde? … Wo aber die Mutterschaft verhindert wird, besteht keine Ehe.»[4]

Diese Regel ist schon tauglicher, denn sie besagt ja ausdrücklich, daß erst nach der Blutung die fruchtbare Zeit zu erwarten sei, und das entspricht den tatsächlichen Verhältnissen.

Leider wird jedoch nicht überliefert, wie die Frauen herausgefunden haben, wann ihre Empfängnisphase endete. Darüber läßt sich wiederum nur spekulieren. Möglich wäre zum Beispiel, daß sie die Beziehung zwischen den zyklisch auftretenden und meist deutlich spürbaren Veränderungen des Gebärmutterhalsschleims und ihrer Fruchtbarkeit erkannt haben, die meist wenige Tage nach Ende der Regel auftreten, also in der Zeit, die von den Manichäern als fruchtbar angesehen worden ist.

Ob und in welchem Umfang dieses alte Wissen über die Jahrhunderte weitergegeben worden ist, läßt sich kaum mehr feststellen. Von den umfangreichen Verhütungskenntnissen des Mittelalters ist, bis auf einige wenige Rezepturen, nichts erhalten geblieben. Sie wurden fast nur mündlich von einer Frauengeneration an die nächste weitergegeben und sind zwischen dem 15. und 18. Jahrhundert im Zuge der Hexenverbrennungen von Millionen von unschuldigen Frauen untergegangen.

Die Hauptanklägerin dieser Zeit, in der Verhütungswissen, seine Anwendung und Weitergabe als todeswürdiges Verbrechen galt, war die Kirche. Und es mutet schon ein wenig wie Ironie des Schicksals an, daß es heute gerade die katholische Kirche ist, die in vielen Ländern die individuelle und vorwiegend mündliche Unterweisung in natürlicher Familienplanung von einer Frau zur anderen fördert. Sie trägt auf diese Weise dazu bei, daß sich auf breiter Basis ein Laien-System etabliert, wie es in ähnlicher Form bis zu den Hexenprozessen bestanden hat.

Der geschichtliche Faden, der zur heutigen Form der natürlichen Familienplanung führt, läßt sich nach Augustinus erst wieder im späten 19. Jahrhundert aufnehmen. Um diese Zeit erschienen nach und nach kleine Bücher für den Hausgebrauch, die Hinweise auf Verhütungsmöglichkeiten enthielten. Die Angaben zur Zeitwahlmethode waren jedoch zum Teil nicht sehr brauchbar. Denn zu dieser Zeit herrschte keine Einigkeit darüber, wann der Eisprung im Zyklus stattfindet. Manche Mediziner hielten es mit Soranos und meinten, die fruchtbare Phase begänne kurz vor der Regel und ende gleich danach. Die Entdeckung aus dem Jahre 1818, daß die Aufwachtemperatur der Frau zyklisch wiederkehrende Schwankungen aufweist, fiel noch nicht auf fruchtbaren Boden.

Erst 1927 tat der holländische Gynäkologe und Direktor der Frauenklinik in Haarlem, *Theodor van de Velde* (1873–1937), den entscheidenden Schritt. Er veröffentlichte seine bereits 1904 erstmals publizierten Forschungsergebnisse zur Basaltemperatur der Frau in seinem weltbekannten Buch «Die vollkommene Ehe» und gab den Rat, Temperaturmessungen als Hilfsmittel zur Familienplanung anzuwenden. Van de Veldes Buch wurde jedoch nicht wegen dieser zunächst wenig beachteten Hinweise berühmt, sondern wegen der für damalige Verhältnisse geradezu empörenden Offenheit, mit der der Holländer über Sexualität schrieb.

Mehr Aufmerksamkeit fand seine Temperatur-Methode erst, als der Wiener Gynäkologie-Professor *Hermann Knaus* 1928 die Ergebnisse seiner Zyklus-Forschungen publizierte und das allgemeine Interesse auf die natürlichen Verhütungsmöglichkeiten lenkte. Knaus hatte festgestellt, daß der Eisprung der Frau jeweils zwischen zwei Blutungen liegt und nicht etwa mit der Menstruation zusammenfällt. Außerdem behauptete er, der Eisprung fände im Normalfall immer exakt 14 Tage vor der nächsten Blutung statt. Inzwischen weiß man, daß dieser Zeitraum auch 12 oder 16 Tage betragen oder auch kürzer sein kann, also eine größere Schwankungsbreite hat, als von Knaus angenommen.

Auf der Basis seiner Erkenntnisse entwickelte Knaus eine Methode, um die jeweils fruchtbare Phase aus den Zykluslängen der vorangegangenen 12 Monate zu errechnen (siehe Seite 63). Professor Knaus, der Verhütungsmittel für «widernatürlich» hielt, glaubte fest an seine Methode. Die Messung der Morgentemperatur und die Beobachtung der Schleimveränderungen kannte er zwar – in einer Veröffentlichung von 1958 spricht er sogar davon, daß Frauen sie zur Feststellung ihrer fruchtbaren Tage anwendeten –, er ließ sie aber nur als zusätzliche Hilfe in Sondersituationen, wie etwa der Stillzeit, gelten.

Die Methode nach Knaus und Ogino, einem Japaner, der zeitgleich, aber unabhängig von Knaus zu denselben Ergebnissen gekommen war, konnten sich wegen ihrer großen Unzuverlässigkeit nicht durchsetzen. Die Temperaturmessung nach van de Velde gewann dagegen immer mehr an Boden.

Anfang der sechziger Jahre kam eine weitere Methode hinzu. Das australische Ärztehepaar *Evelyn und John Billings* entwickelte Regeln zur richtigen Beobachtung und Beurteilung der zyklischen Veränderungen des Muttermundschleims, die von den meisten Frauen deutlich am Scheidenausgang bemerkt werden können. Die Billings nannten diesen Weg Ovulationsmethode. Da die alleinige Anwendung der Billings-Regeln für viele Frauen nicht sicher genug ist, kombinierte der österreichische Arzt Josef Rötzer die Temperaturmessung und die Schleimbeobachtung und nannte diese Verbindung die symptothermale Methode. Sie gilt heute als die sicherste unter den natürlichen Verhütungsmöglichkeiten und als der sinnvollste Weg der natürlichen Schwangerschaftsplanung.

Anfang der achtziger Jahre ist dann als vorläufig letzter Methodenteil die Selbstuntersuchung des Muttermundes hinzugekommen. Er verändert sich während der fruchtbaren Phase in so charakteristischer Weise, daß Frauen daraus nützliche Hinweise auf den Eisprungtermin bekommen können.

Warum natürliche Familienplanung?

Die Gründe für Frauen und Männer, die natürliche Familienplanung anzuwenden, kommen aus den verschiedensten Bereichen. Es sind drei große Strömungen zu erkennen, die hier der Anschaulichkeit halber getrennt dargestellt werden, auch wenn das einzelne Paar seine Entscheidungsgründe möglicherweise aus allen drei Bereichen bezieht:

Da ist zunächst die *religiös bestimmte Grundhaltung*. Sie orientiert sich an den Leitlinien des Papstes, der lediglich die natürliche Familienplanung als Methode der Fruchtbarkeitskontrolle für ethisch vertretbar hält und ihr darüber hinaus enge Grenzen setzt. Nach traditioneller Lehrmeinung, die allerdings innerhalb der katholischen Kirche nicht unumstritten ist, soll Sexualität allein in der Ehe stattfinden. Entsprechend darf die natürliche Familienplanung auch nur von verheirateten Paaren ausgeübt werden. In der fruchtbaren Zeit sollen Paare, die eine Schwangerschaft vermeiden wollen, sexuell enthaltsam sein. Diese Form der Askese wird ausdrücklich als Tugend angesehen. Die von der Kirche ausgebildeten Unterweiser sollen möglichst nur über die natürlichen Methoden informieren. Eine Kombination der natürlichen Möglichkeiten mit anderen Methoden, zum Beispiel Kondombenutzung, wird nicht akzeptiert.

Gezielte Kinderlosigkeit ist nach katholischer Lesart mit dem Wesen der Ehe nicht vereinbar. Deshalb gilt es auch als Mißbrauch der natürlichen Methoden, wenn sie ständig angewendet werden, um Schwangerschaften ganz auszuschließen. Auch die Ein-Kind-Ehe ist nicht in jedem Fall im Sinne Roms. Der Papst hat hierzu am 5. September 1984 während seiner wöchentlichen Generalaudienz klare Worte gefunden:

«Die Ausnützung der ‹unfruchtbaren Perioden› im Eheleben kann zu einer Quelle des Mißbrauchs werden, wenn die Ehepartner auf diese Weise ohne berechtigte Gründe die Fortpflanzung zu umgehen versuchen, indem sie sie niedriger halten als die in ihrer Familie sittlich gerechtfertigte Geburtenzahl. Diese richtige Geburtenzahl muß sorgfältig überlegt werden, wobei nicht nur das Wohl der eigenen Familie sowie der Gesundheitszustand und die Möglichkeiten der Eheleute selbst zu berücksichtigen sind, sondern auch das Wohl der Gesellschaft, zu der sie gehören, der Kirche und schließlich der ganzen Menschheit.»[5]

Die zweite Grundposition ist die der verschiedenen nationalen und internationalen Familienplanungsorganisationen, wie zum Beispiel die der Pro Familia und der Weltgesundheitsorganisation (WHO). Diese Gruppierungen orientieren sich in erster Linie an den Grundsätzen der Vereinten Nationen, die am 12. Mai 1968 auf der Internationalen Menschenrechtskonferenz verabschiedet wurden. Darin heißt es:

«Jedes Paar hat ein grundlegendes Menschenrecht, frei und verantwortlich über die Zahl und die Folge seiner Kinder zu entscheiden, und ein Recht auf entsprechende Erziehung und Information.»[6]

Da es aber kein ideales Mittel gibt, mit dem allein sich dieses Recht verwirklichen ließe, bemühen sich die Organisationen darum, Menschen in aller Welt alle Methoden nahezubringen, die gegenwärtig verfügbar sind. Nur wenn Frauen und Männer alle Möglichkeiten der Familienplanung kennen, sind sie in der Lage, sich jeweils die herauszusuchen und anzuwenden, die mit ihren religiösen Vorstellungen vereinbar sind, ihnen gesundheitlich akzeptabel erscheinen, mit ihren Lebensgewohnheiten harmonieren, ihren sexuellen Bedürfnissen nicht im Wege stehen und nicht geplante Schwangerschaften zuverlässig vermeiden helfen. Natürliche Familienplanung ist dabei sozusagen die *Basis-Technik*, weil sie nahezu ohne Hilfsmittel angewendet werden kann und den Benutzern außerdem ein besseres Verständnis ihrer Fruchtbarkeit ermöglicht.

Die dritte Grundposition hat sich aus den Gedanken und Zielsetzungen der *Frauenbewegung* Anfang der siebziger Jahre entwickelt. Immer mehr Frauen suchten in dieser Zeit nach Verhütungsmethoden, die zugleich sicher und gesundheitlich möglichst wenig belastend sind und die die Verhütungslast auch besser auf Frau und Mann verteilen. Darüber hinaus war der Frauenbewegung sehr wichtig, daß Frauen sich wieder stärker von Ärzten und Medikamenten unabhängig machen und zu mehr Selbstbestimmung in der Verantwortung für ihre Gesundheit finden. Denn bereits damals zeichnete sich eine immer stärkere Medikalisierung der Frau von der Pubertät bis zum Wechsel ab. Dieser Zeiterscheinung haben sich viele bewußte Frauen entgegengestellt. Der Trend zur Hausgeburt als Antwort auf die Geburtsprogrammierung, die Arbeit der Stillgruppen, die Weigerung vieler Frauen, ihre körperlichen und seelischen Veränderungen kurz vor der Regel, während der Menstruation und im Wechsel mit Hormonen, Schmerzmitteln und Psychopharmaka «wegbehandeln» zu lassen, der Versuch, ein positiveres Verhältnis zum eigenen Körper und seinen Abläufen zu finden und ihn auch selbst zu untersuchen, und schließlich die Kritik an den neuen Zeugungstechniken müssen in diesem Zusammenhang gesehen werden.

Es machen sich also Gruppierungen für die natürliche Familienplanung stark, die sonst nicht gerade viel Gemeinsamkeiten haben. Alle drei sind in gleicher Weise von der Methode überzeugt. Sie unterscheiden sich jedoch in dem, was sie den Paaren für den Umgang mit den fruchtbaren Zeiten vorschlagen. Während die Regeln zur Bestimmung dieser Zeiten für Feministinnen wie für Katholikinnen dieselben sind, wenden die feministisch orientierten Frauen zur Überbrückung der fruchtbaren Tage Verhütungsmittel an, während die strenggläubigen Katholikinnen sich enthalten.

Diese verschiedenen Standpunkte sind in den nächsten Kapiteln berücksichtigt worden. Deshalb werden sowohl die Grundregeln der natürlichen Verhütung als auch Möglichkeiten der Kombination mit anderen Methoden dargestellt. Zuvor soll jedoch alles Wissenswerte über die menschliche Fruchtbarkeit erklärt werden. Denn ohne ein tieferes Verständnis für diese Abläufe ist es kaum möglich, natürliche Familienplanung sicher anzuwenden und sich dabei wohl zu fühlen.

DIE MENSCHLICHE FRUCHTBARKEIT

- Die weiblichen Fortpflanzungsorgane
- Die männlichen Fortpflanzungsorgane
- Die Hormone
- Der Hypothalamus
- Der Zyklus laut Lehrbuch
- Zyklen aus dem richtigen Leben

Mehr als die Hälfte aller Bundesbürgerinnen zwischen 15 und 50 nehmen die Pille. Rund elf Prozent tragen eine Spirale.[3]

Aber längst nicht alle diese Frauen wissen wirklich genau, wie die sogenannten modernen Verhütungsmittel in ihr Fortpflanzungssystem eingreifen. Das ändert zwar nichts an der hohen Zuverlässigkeit dieser Methoden (vorausgesetzt, sie werden richtig angewendet), hinterläßt bei manchen Frauen jedoch ein etwas ungutes Gefühl und den zutreffenden Eindruck, in Verhütungsfragen stark von Gynäkologen und Produkten der Pharmaindustrie abhängig zu sein.

Anders sieht es bei der natürlichen Familienplanung aus: Frauen und ihre Partner können damit ihre Fruchtbarkeit eigenständig kontrollieren. Aber sie müssen sich vorher das notwendige Grundwissen aneignen. Das erscheint auf den ersten Blick als Nachteil, denn es ist etwas mühsam, sich in diese komplexe Materie hineinzuarbeiten. Der Preis ist jedoch eine zuverlässige Verhütungsmöglichkeit und größere Unabhängigkeit von fremdem Rat. Einer Frau, die genügend Erfahrungen mit der Beobachtung ihrer Körpersignale und der Bestimmung der fruchtbaren Tage während ihres Monatszyklus gesammelt hat, kann und muß kein Arzt viel erzählen. Sie weiß mehr über sich als jeder medizinische Experte und kann mit einem ganz anderen Selbstbewußtsein an das Thema Verhütung herangehen. Und auch bei der Planung von Schwangerschaften steht ihr und ihrem Partner ein wichtiger Fundus an Informationen und Erfahrungen zur Verfügung, der ihnen unter Umständen helfen kann, Schwangerschaftshindernisse zunächst selbst herauszufinden und/oder anhand des Kurven-Materials auch mit ihrem Arzt oder ihrer Ärztin zu besprechen.

Um die natürliche Familienplanung sicher anwenden zu können, ist es zunächst wichtig, sich den Aufbau der weiblichen und männlichen Fortpflanzungsorgane anzuschauen.

Die weiblichen Fortpflanzungsorgane

Wenn eine weibliche Eizelle und ein männlicher Samenfaden miteinander verschmelzen, ist in den Erbinformationen dieser beiden Zellen schon vorgegeben, ob das Kind ein Mädchen wird oder ein Junge. Zu sehen ist davon jedoch noch lange nichts, denn die beiden Geschlechter haben in den ersten Wochen ihrer vorgeburtlichen Entwicklung noch eine vollkommen identische Anlage für die späteren Geschlechtsorgane. Erst nach der siebten Schwangerschaftswoche sind Unterschiede erkennbar. Aus den sogenannten Müllerschen Gängen bilden sich beim Mädchen die Eileiter (Tuben) und die Gebärmutter (Uterus) heraus. Dicht neben den Müllerschen Gängen entwickeln sich die Anlagen für die späteren Eierstöcke (Ovarien). Die Geschlechtsorgane der Frau stammen also aus zwei getrennten Anlagen, und sie bleiben auch getrennt. Denn zwischen den Eierstöcken und den Eileitern gibt es keine direkte Verbindung. Die fransigen Trichterenden der Eileiter (siehe Zeichnung Seite 35) und die Eierstöcke berühren sich zwar, aber es ist dennoch nur in seltenen Fällen möglich, daß in späteren Jahren beim Eisprung (mehr dazu ab Seite 45) eine Eizelle neben den Trichter fällt und im Bauchraum verlorengeht.

Etwa ab der zehnten Schwangerschaftswoche bilden sich in den noch winzigen Eierstöcken die ersten Eizellen. Bis zur

32. Woche nimmt ihre Zahl zu. Wenn das Mädchen dann geboren wird, trägt es in seinen Ovarien 300 000 bis 400 000 Eizellen. Das ist sein Vorrat für die rund 40 fruchtbaren Jahre zwischen Pubertät und Wechsel.

Die Eierstöcke, die diese unglaubliche Menge von Zellen enthalten, wachsen erst während der Pubertät vollständig aus und sind dann etwa drei Zentimeter lang und sieben bis 14 Gramm schwer.

Die Eizellen liegen in ihnen gut geschützt in den sogenannten Eibläschen, kleinen Zellkugeln, die in der Medizinersprache Follikel genannt werden. Dieser lateinische Begriff bedeutet soviel wie «kleine Tasche».

Die Eizelle im Inneren des Follikels ist etwa 0,2 Millimeter groß und mit bloßem Auge gerade noch erkennbar. Sie ist die größte natürliche Zelle des menschlichen Körpers und etwa 85 000mal größer als der männliche Samenfaden.

Der Kern der Eizelle ist umgeben von einer Dottersubstanz, die im Falle der Befruchtung die ersten embryonalen Zellverbindungen auf dem Weg durch die Eileiter in die Gebärmutter schützt und ernährt.

In den Eierstöcken reifen aber nicht nur die weiblichen Keimzellen aus, hier werden auch wichtige Sexualhormone gebildet, von denen auf Seiten 40 bis 44 noch die Rede sein wird.

Die Eileiter sind etwa 15 bis 20 Zentimeter lang. Der innere Durchmesser beträgt an der weitesten Stelle zehn Millimeter und an der engsten Stelle, kurz vor der Einmündung in die Gebärmutter, nur etwa zwei Millimeter. Im Innern sind die Eileiter mit feinen Flimmerhärchen ausgekleidet, die die Eizelle vorwärtsschieben. Außerdem bewegt sich der Eileiter durch feine Muskelfasern wellenartig (Peristaltik) und sorgt so ebenfalls für den Transport der Eizelle. Der Bewuchs mit

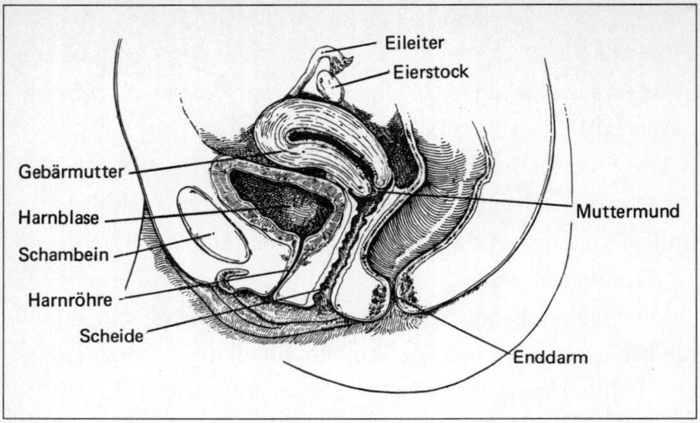

Abb. 1: Die inneren Genitalorgane der Frau (Seitenansicht)

Flimmerhärchen und die Peristaltik der Eileiter sind hormonabhängig und nehmen während der Eisprungphase des Zyklus zu.

Die Gebärmutter, in der sich die Eizellen – ob befruchtet oder nicht – entweder einnisten oder auflösen, ist etwa fünf bis acht Zentimeter lang und hat die Form einer kleinen Kochbirne. Ihr oberer, breiterer Teil wird als Gebärmutterkörper (Corpus uteri) bezeichnet, ihr unterer, schmal zulaufender Anteil als Gebärmutterhals (Zervix). Die kräftige Wand, die den Gebärmutterinnenraum (Cavum uteri) umschließt, besteht zu etwa einem Drittel aus Muskelzellen, zu zwei Dritteln aus Bindegewebe, Blutgefäßen und Nerven. Diese Schicht heißt medizinisch Myometrium. Sie wird im Innenraum der Gebärmutter von einer zweischichtigen Schleimhaut bedeckt, dem Endometrium. Diese Schleimhaut reagiert außerordentlich empfindlich auf die von den

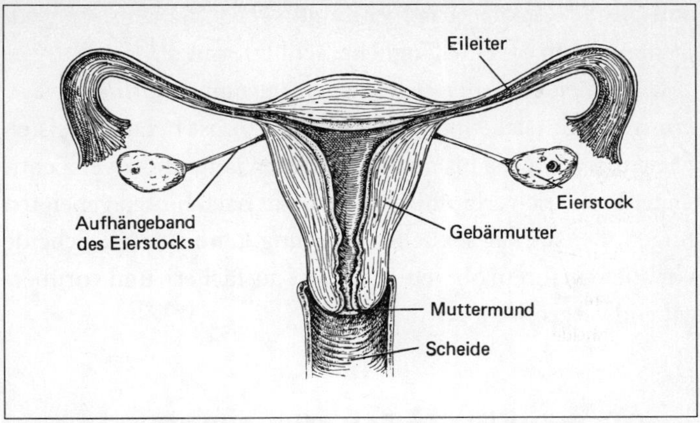

Abb. 2: Die inneren Genitalorgane der Frau (Ansicht von vorne)

Eierstöcken produzierten Hormone Östrogen und Progesteron und bereitet sich in den Zyklen, in denen ein Eisprung stattfindet, darauf vor, die befruchtete Eizelle aufzunehmen. Auch der Gebärmutterhalskanal ist mit einer Schleimhaut ausgekleidet. Sie hat die Aufgabe, die Gebärmutter, und damit die Bauchhöhle, nach außen hin weitgehend abzuschließen. Zu diesem Zweck bildet sie einen undurchlässigen Schleimpfropf, der sich während der Eisprungphase und kurz vor der Menstruation öffnet, um Samen hinein- bzw. die Blutung hinauszulassen. Das Öffnen und Schließen dieser wichtigen biologischen Schranke ist ebenfalls hormonabhängig.

Mit ihrem unteren abgerundeten Ende ragt die Zervix in die Scheide hinein. Dieser Abschnitt wird Muttermund genannt. Bei Frauen, die noch nicht geboren haben, ist seine Öffnung meist punktförmig und ähnelt dem Stielgrübchen einer Kirsche. Nach einer Entbindung hat die Muttermundöffnung dann oft eine längliche, schlitzförmige Gestalt.

Die Scheide, in der sich der Muttermund normalerweise ertasten läßt (siehe hierzu auch Seite 79), ist bei den meisten Frauen etwa sechs bis acht Zentimeter lang und zwei Zentimeter breit. Sie verläuft in einem leicht nach hinten geneigten Bogen. Bei starker sexueller Erregung kann sich die Scheide vor allem in ihrem oberen Teil etwas auffächern und vorübergehend vergrößern.

Die männlichen Fortpflanzungsorgane

Ebenso wie beim weiblichen Ungeborenen entwickeln sich die Keimdrüsen des männlichen Embryos erst ab der siebten Schwangerschaftswoche. Doch im Gegensatz zum Mädchen enthalten sie beim Jungen nicht schon zur Geburt alle Keimzellen. Sie bilden sich erst mit der Pubertät. Dieser Prozeß setzt sich dann lebenslang fort. Der Entstehungsort für die Spermien sind die hauchfeinen Samenkanälchen im Inneren der Hoden. Sie sind in dichten Knäueln zusammengeschlungen. Wenn man sie entwirren würde, wären sie etwa 300 Meter lang.

Aus diesen Samenkanälchen wandern die Spermien weiter in die Nebenhoden, die sich wie zwei kleine Kissen an die Hoden anlegen. Hier reifen die Samenzellen (Spermien) aus und werden bis zum nächsten Samenerguß (Ejakulation) deponiert. Insgesamt dauert die Entwicklung der Spermien, von den ersten noch ganz unreifen Vorstufen bis zum befruchtungsfähigen Samenfaden etwa 70 Tage.

Voraussetzung dafür ist jedoch unter anderem, daß die

Hoden nicht überwärmt werden. Denn die Spermien entwickeln sich nur bei ziemlich genau 34,8 °C ungestört. Aus diesem Grund befinden sich die Hoden außerhalb der Körperhöhle im Hodensack, dem Skrotum. Diese Hülle hat einen feinen Muskelmechanismus, mit dem sie die Hoden, je nachdem, ob es kalt oder heiß ist, näher an den Körper heranzieht oder tiefer herabhängen läßt. Außerdem ist der Hodensack von einem engmaschigen Gefäßsystem durchzogen, das sich je nach Bedarf mehr oder weniger mit körperwarmem Blut füllt und so dazu beiträgt, die Temperatur im Hoden konstant zu halten. Damit sich die Spermien, die in den Nebenhoden ausreifen und deponiert werden, nicht schon vorzeitig bewegen und ihre begrenzte Energie verbrauchen, liegen sie in einer sauren Flüssigkeit, die sie gewissermaßen lähmt. Spermien können sich nämlich nur in einer alkalischen Umgebung gut bewegen.

Auch ihren langen Weg durch die etwa 50 bis 60 Zentimeter langen Samenleiter bewerkstelligen die Samen nicht aus eigener Kraft. Sie werden durch die Peristaltik der Samenleiter weitergeschoben. Auf diesem Weg kommen sie an den Samenbläschen vorbei, die während des Orgasmus eine geleeartige Flüssigkeit abgeben. Diese Flüssigkeit ermöglicht es den bis dahin dicht zusammengedrängten Spermien, sich gewissermaßen freizuschwimmen, und versorgt sie außerdem mit Energie in Form von Fructose.

Als nächstes passieren die Spermien die Vorsteherdrüse (Prostata), die etwa so groß ist wie eine Kastanie und unterhalb der Harnblase liegt (siehe Zeichnung Seite 38). Auch diese Drüse gibt ihren Teil zum Ejakulat dazu: ein Sekret, das die bis dahin saure Samenflüssigkeit alkalisch werden läßt. Erst jetzt sind die Spermien also bewegungsfähig.

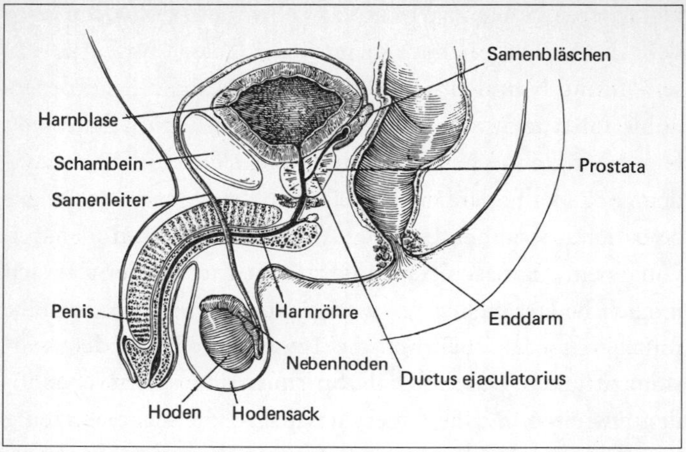

Abb. 3: Die Genitalorgane des Mannes (Seitenansicht)

Die Samenzellen, die beim Orgasmus durch die Harnröhre hinausgeschleudert werden, haben in etwa die Form kleiner Kaulquappen. Sie bestehen aus einem Kopf- und einem Hals- bzw. Schwanzteil und haben eine durchschnittliche Länge von etwa fünf hundertstel Millimeter. Mit ihrem Schwanzteil können sie propellerartige Bewegungen machen. Das bringt sie um jeweils etwa einen Zentimeter in sechs bis acht Minuten voran. Innerhalb von etwa zehn bis 45 Minuten können also die ersten Spermien die Eileiter erreichen.

Auch die Anzahl der Spermien, die in einem einzigen Erguß zu finden sind, ist beeindruckend. Es sind etwa 40 bis 200 Millionen pro Kubikzentimeter. Das Ejakulat, das bei einem einzigen Verkehr ausgestoßen wird, besteht aus etwa drei bis fünf Kubikzentimetern, enthält also maximal eine Milliarde Spermien. Davon sind etwa 20 Prozent entweder nicht beweglich genug oder deformiert und deshalb für die Befruchtung ungeeignet. Diese Samenfäden werden bereits im Zervixschleim ausgefiltert. Damit soll sichergestellt werden, daß möglichst nur einwandfreie Spermien auf die Eizelle treffen können. Dazu müssen sie aber zunächst die Gebärmutter und die Eileiter durchwandern. Dabei machen sie einen Prozeß durch, der Befähigung (Kapazitation) genannt wird. Denn bis zu ihrer Ankunft im Eileiter sind die Spermien noch nicht in der Lage, in die Eizelle einzudringen. Erst auf ihrem Weg in die Tuben löst sich unter dem Einfluß der weiblichen Hormone eine chemische Blockade in ihrem Kopfteil auf. Erst danach können sie mit der Eizelle verschmelzen.

Von den vielen Millionen Spermien, die sich am Muttermund auf den Weg gemacht haben, sind im Eileiter nur noch vergleichsweise wenige vorhanden. Sie können hier etwa drei Tage (in sehr seltenen Fällen auch fünf Tage) auf die Eizelle warten. Sobald sie auftaucht, umringen die Samenfäden das Ei. Wenn es einem Spermium gelingt, die äußere Hülle der Eizelle zu durchdringen, schließt sich hinter ihm sofort die Eihülle. Die beiden Zellkerne aus Samen und Ei verbinden sich.

Jeder dieser Zellkerne enthält 23 Chromosomen, die Träger der menschlichen Erbanlagen. Mutter und Vater geben auf diese Weise zu gleichen Teilen ihr Erbgut an das Kind weiter, wobei die männliche Erbanlage geschlechtsbestimmend ist.

Die Hormone

An nahezu allen Lebensprozessen unseres Körpers, also auch an der Entstehung und Reifung von Keimzellen, sind Hormone direkt oder indirekt beteiligt. Der Begriff Hormon leitet sich ab von dem griechischen Wort hormao, was soviel bedeutet wie: ich treibe an. Zusätzlich zum Nervensystem hat der Organismus damit die Möglichkeit, hemmende oder anregende Impulse über die Blutbahn oder unmittelbar von Zelle zu Zelle weiterzuleiten. Die Mengen, in denen der Körper Hormone bildet, sind sehr klein. Von dem Eierstockhormon Östrogen werden zum Beispiel nur 0,1 bis 0,4 Milligramm pro Tag produziert. Außerdem unterliegt die Ausschüttung der Hormone emotionalen Einflüssen und tageszeitlichen Schwankungen. Der Östrogen-Blutspiegel ist beispielsweise morgens am höchsten und nachmittags am niedrigsten.

Ob ein Hormon anregend oder hemmend auf eine Organfunktion wirkt, steuert der Körper außerdem auch dadurch, daß er dieses Hormon in bestimmten langsamen oder schnellen Intervallen ausschüttet. Denn die Freigabe von Hormonen ans Blut erfolgt nicht immer kontinuierlich, sondern auch in pulsierenden Schüben. Das Tempo, in dem diese Schübe aufeinanderfolgen, wird bei manchen Hormonen nicht nur von den inneren Gesetzmäßigkeiten des Körpers bestimmt, sondern auch durch äußere Faktoren wie etwa Stress.

Damit die Hormone ihre jeweils sehr spezifische Wirkung an ihrem Zielorgan ausüben können, haben die Organe winzige Anschlußstellen (Rezeptoren) in Molekülgröße, an die sich die Hormone binden können. Dieser Vorgang funktioniert nach dem Prinzip von Schlüssel und Schloß: Nur der passende (Hormon-)Schlüssel öffnet oder schließt das (Rezeptor-)Schloß. Auf diese Weise arbeitet die gesamte innere Sekretion bei gesunden Menschen geordnet und folgerichtig, obwohl daran eine große Zahl verschiedener hormoneller Substanzen beteiligt ist.

Der Hypothalamus

Die Steuerung der Hormonmengen, die in den einzelnen Drüsen und Organen produziert oder entgegengenommen werden, ist Aufgabe des Gehirns. Eine der wichtigsten Schaltzentralen hierfür ist der Hypothalamus im Zwischenhirn (siehe Zeichnung Seite 42). Dieser Hirnteil ist zwar nur sehr klein (er wiegt etwa vier Gramm, während das gesamte Gehirn rund drei Pfund schwer ist), reguliert aber dennoch auf der körperlichen Ebene wichtige Funktionen, wie zum Beispiel die Atmung, den Wasserhaushalt und die Fortpflanzung.

Auf der psychischen Ebene ist er außerdem entscheidend für bestimmte Verhaltensweisen, zum Beispiel Aggression und Fluchtbereitschaft, verantwortlich.

Entwicklungsgeschichtlich gehört der Hypothalamus zu den ältesten Hirnteilen des Menschen, zum sogenannten Reptilgehirn. Die Psychotherapeutin und Dozentin für klinische Psychologie an der Hamburger Universität, Frauke Teegen, schreibt darüber:

«Das Reptilgehirn entstand in seinen ersten Formen vor etwa 250 Millionen Jahren. Es dient der Koordination eines reichen, jedoch begrenzten Spektrums von Verhaltensweisen,

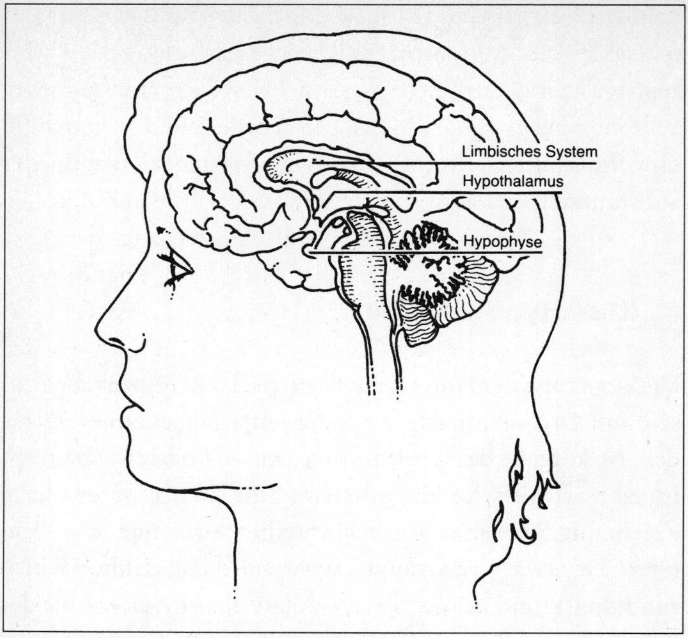

Abb. 4: Schematische Darstellung des Gehirns

die der heutige Mensch mit Lebewesen auf der Entwicklungsstufe der Reptilien gemeinsam hat, zum Beispiel der Durchsetzung von territorialen und Machtansprüchen, rituellen Kämpfen und der Einschüchterung des Gegners, Imitations- und Täuschungsverhalten, der Bildung von Hierarchien, bestimmten Grußformen, ritueller Partnerwerbung. In Verbindung mit den mentalen Prozessen des Reptilgehirns stehen menschliche Bedürfnisse nach Sicherheit und einem vertrauten Lebensraum und dementsprechend die tiefgreifende Verunsicherung, die Menschen bei Veränderungen von Lebensbedingungen erleben, sowie die Erleichterung, die sie verspüren, wenn sie in solchen Situationen auf vertraute Routine und gewohntes formales Verhalten zurückgreifen können.»[7]

Im Hypothalamus laufen also gewissermaßen die psychischen und die physischen Fäden zusammen, und die verarbeiteten Impulse wirken auch wieder wechselseitig auf beide Ebenen zurück. Für die Fortpflanzungsvorgänge hat das sehr konkrete Auswirkungen. Denn sie laufen keineswegs uhrwerkartig und unbeeinflußbar ab, sondern reagieren sensibel auf den jeweiligen körperlichen und seelischen Zustand des Menschen: Ist jemand gesund und ausgeglichen, spiegelt sich das meist auch in einem harmonischen Gleichgewicht seines Hormonhaushalts wider. Steht jemand jedoch unter physischem oder psychischem Stress, kann es – bei Männern ebenso wie bei Frauen – zu Verschiebungen in der hormonellen Balance kommen. Oftmals führt das zu einer vorübergehenden Verminderung der Fruchtbarkeit. Halten Stress und Druck länger an, kann der Hypothalamus die Fortpflanzungsvorgänge sogar ganz unterbinden. Das heißt, die Spermienproduktion des Mannes geht auf ein Minimum zurück; bei der Frau bleiben Eisprung und Blutung aus. Wenn der Hypothalamus jedoch unbelastet durch schweren Stress arbeiten kann, produziert er die sogenannten Freisetzungshormone. Sie gelangen über ein spezielles Gefäßsystem in die Hirnanhangdrüse (Hypophyse), die ihrerseits wiederum Hormone freisetzt, um die Keimdrüsen zur Tätigkeit anzuregen.

Auf der Hypothalamus-Hypophysen-Ebene unterscheiden sich die männlichen und die weiblichen Fortpflanzungsfunktionen noch nicht wesentlich. Sogar die Bezeichnungen dieser keimdrüsenanregenden Hormone aus der Hypophyse (Gonadotropine) sind für Männer und Frauen gleich, obwohl ihre Namen sich eigentlich auf Vorgänge im weiblichen Körper beziehen. Sie heißen follikelstimulierendes und luteinisierendes Hormon, abgekürzt FSH und LH. Mehr über diese Hormone ab Seite 46.

In den Hoden des Mannes bewirken diese beiden Hormone sowohl die kontinuierliche Ausreifung der Samenzellen als auch die Bildung des wichtigsten männlichen Sexualhormons Testosteron. Dieses Hormon wird nicht in immer gleichbleibenden Mengen ausgeschüttet. Messungen im Urin haben ergeben, daß man hier von zyklischen Ausscheidungsschwankungen von durchschnittlich 30 Tagen sprechen kann.

Ähnlich verhält es sich bei der Frau. Auch bei ihr werden die Hypophysenhormone in bestimmten zyklischen Rhythmen ausgeschüttet. Im Gegensatz zum Mann entstehen bei ihr jedoch nicht pausenlos neue Keimzellen, sondern es reift jeweils pro Zyklus nur eine Eizelle vollkommen aus, springt in den Eileiter und wandert in Richtung Gebärmutter.

Das bedeutet: Der Mann ist, abgesehen von Zeiten der Krankheit oder schwerer Stressbelastung, immer fruchtbar. Eine Frau kann dagegen nur jeweils während einer sehr kurzen Zeit ihres Zyklus empfangen. Die Eizelle ist nämlich nur etwa sechs bis acht Stunden nach ihrem Sprung befruchtbar. Trifft sie in dieser Zeit nicht auf Spermien, löst sie sich auf.

Fruchtbare und unfruchtbare Zeiten wechseln sich also bei der Frau während des Zyklus ab. Diese Tatsache macht man sich bei der natürlichen Familienplanung zunutze, denn es gibt eine ganze Reihe von deutlichen Körpersignalen, die auf die fruchtbare und unfruchtbare Zeit hindeuten.

Deshalb soll nun auf den Zyklus der Frau und seine verschiedenen Variationsmöglichkeiten näher eingegangen werden, um die Ansatzpunkte der einzelnen Methodenteile der natürlichen Fruchtbarkeitskontrolle besser zu verstehen.

Der Zyklus laut Lehrbuch

Bei den meisten Frauen finden in den durchschnittlich 13 Zyklen pro Jahr Eisprünge statt. Solche Zyklen werden in der Medizin ovulatorisch genannt. Sie folgen einem immer ähnlichen Muster:

Als erster Tag eines solchen Zyklus wird derjenige definiert, an dem die Monatsblutung mit normaler Stärke einsetzt. Leichte Vorblutungen werden nicht mitgerechnet. Diese Festlegung ist eigentlich recht willkürlich, denn die hormonellen Abläufe greifen wie die Glieder einer Kette ineinander und beginnen oder enden ebensowenig abrupt, wie es plötzlich Tag oder Frühling wird.

Ende und Anfang des Zyklus fallen demnach an diesem ersten Tag zusammen, denn während sich die innere Schleimhautschicht der Gebärmutter abzulösen beginnt, weil es nicht zur Befruchtung der Eizelle gekommen ist, erhalten die Keimdrüsen bereits wieder die ersten hormonellen Signale für die Eireifung.

Für die natürliche Familienplanung ist die Menstruation jedoch ein sehr hilfreiches Zeichen. Mit ihr beginnt die unfruchtbare Zeit vor dem Eisprung. Die ersten fünf Zyklustage gelten nach derzeitigem Kenntnisstand als sicher unfruchtbar. Die Eierstöcke bekommen in diesen Tagen ja erst die hormonellen Signale zum Beginn der Eireifung, die die Vorbedingung für den Eisprung ist. Dazu erhält die Hirnanhangdrüse die ersten Anstöße durch Freisetzungshormone aus dem Hypothalamus. Daraufhin schüttet sie in etwa sechzigminütigen Intervallen das follikelstimulierende Hormon (FSH) ins Blut aus, das dann die Follikelreifung in den Eierstöcken bewirkt. Etwa zwanzig Follikel reagieren auf diesen Impuls und beginnen zu wachsen, aber nur einer (in seltenen Fällen auch zwei oder mehr) schafft es, sich bis zur Sprungreife weiterzuentwickeln. Die anderen Follikel stellen ihre Funktionen ein.

Ob ein Follikel im rechten oder linken Eierstock bis zum Sprung heranreift, ist nicht vorherzusehen. Auf jeden Fall wechseln sich die beiden Ovarien nicht, wie Mediziner noch bis vor wenigen Jahren angenommen haben, gegenseitig ab.

Während der Follikel nun, angeregt durch FSH, heranwächst, produziert er das wichtigste weibliche Sexualhormon, das Östrogen, in immer größeren Mengen (siehe Abb. 5). Dieses Hormon, das in den sechziger Jahren als das Jugendlichkeitshormon galt (unter anderem, weil es durch seine Fähigkeit, Feuchtigkeit in Geweben zu binden, die Haut glättet), besteht genaugenommen aus etwa 30 Hormonsubstanzen, deren vielfältige Wirkungen auf den weiblichen Organismus noch längst nicht vollständig erforscht sind. Die biologisch wichtigsten Östrogene sind Östradiol, Östron und Östriol. Alle diese Begriffe sind abgeleitet von dem griechischen Wort oistros, das soviel bedeutet wie Stachel oder Leidenschaft.

Östrogene werden also hauptsächlich im Follikel gebildet, weshalb Mediziner sie auch als Follikelhormone bezeichnen. Geringe Östrogenmengen produzieren darüber hinaus die Nebennierenrinde und das Gehirn. Außerdem ist der weibliche Körper in der Lage, Hormonvorstufen im Fettgewebe zu

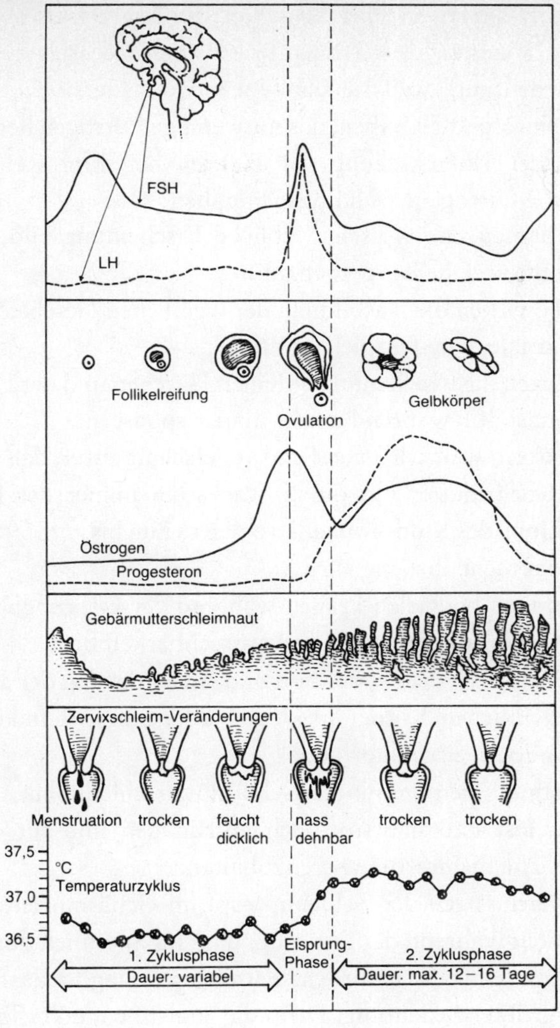

Abb. 5: Zusammenfassende Darstellung der wichtigsten Abläufe während des Zyklus

Östrogen umzuwandeln. Diese letztgenannten Östrogenquellen bekommen für Frauen jenseits des Wechsels besondere Bedeutung, weil sie dann, wenn die Eierstöcke ihre Tätigkeit eingestellt haben, das notwendige Östrogen liefern. Neben der Unterstützung der Eizellen bei ihrer Reifung haben die Östrogene vielfältige Aufgaben:

- Sie prägen das typisch weibliche Erscheinungsbild, die Stimme und die Körperbehaarung.
- Sie bewirken die Ausbildung der weiblichen Geschlechtsmerkmale, zum Beispiel der Brüste.
- Sie regen das Wachstum der feinen Härchen und der Eileiterperistaltik während der Ovulationsphase an.
- Sie sorgen während einer Schwangerschaft dafür, daß sich die Gebärmutter mit ihrem Wachstum immer der Entwicklung des Kindes anpaßt, so daß es ihm bis zum letzten Monat nicht allzueng wird.
- Sie tragen bei vielen Frauen während der Eisprungphase zu einer erhöhten sexuellen Ansprechbarkeit bei.
- Sie regulieren die Produktion und Ausschüttung der auch im weiblichen Körper in kleinen Mengen vorhandenen männlichen Sexualhormone.
- Sie stimulieren die innere Gebärmutterschleimhaut, sich dick, fest und nährstoffreich aufzubauen und für eine mögliche Eieinnistung bereitzuhalten.
- Sie verflüssigen den Schleimpfropf im Gebärmutterhals, damit er während der Eisprungphase für Spermien durchlässig ist. Für die natürliche Familienplanung ist das von allergrößter Bedeutung. Denn die zunehmende Verflüssigung des Zervixschleims kann von den meisten Frauen sowohl empfunden als auch gesehen werden (Näheres hierzu auf Seiten 73 bis 78).

Während dieser Phase des Zyklus schiebt sich der reifende Follikel immer mehr an die Oberfläche des Eierstocks und wächst dabei bis etwa zur Größe einer Blaubeere heran. Im Ultraschallbild kann man zu diesem Zeitpunkt deutlich eine kleine Ausbuchtung auf dem Eierstock erkennen. Irgendwann in den folgenden Tagen platzt die Follikelhülle auf und schwemmt das Ei mit einer kleinen Menge Flüssigkeit in den Eileiter hinein. Damit die Keimzelle nicht verlorengeht, legt sich der Eileiter mit seiner Trichteröffnung über den Eierstock und macht dabei Bewegungen, die fast aussehen, als griffe er nach der Eizelle.

Dazu kommt es jedoch nur, wenn wiederum die Hypophyse einen hormonellen Anstoß gibt. Etwa 24 Stunden vor dem Eisprung beginnt sie damit, eine steil ansteigende Menge des luteinisierenden Hormons (LH) auszuschütten (luteus = gelb). Dieses Hormon hat die Hirnanhangdrüse seit dem Beginn des Zyklus gespeichert, um es nun auf einmal abzugeben. Der steile LH-Anstieg wird von Medizinern «Peak» genannt. Auch die Produktion und Ausschüttung des LH steht unter der Kontrolle des Hypothalamus. Er behält es sich damit gewissermaßen vor, das ausgereifte Ei entweder springen zu lassen oder zurückzuhalten, wenn die körperlichen, seelischen oder umweltbedingten Gegebenheiten gegen eine Schwangerschaft sprechen. Denn ohne den LH-Peak bleibt der Eisprung aus, mag die Zelle auch noch so wunderbar ausgereift sein.

Ist es jedoch zu einem Eisprung gekommen, drosselt die Hypophyse ihre LH-Ausschüttung unmittelbar nach der Ovulation (siehe Übersicht Seite 47).

Auch die FSH-Ausschüttung steigt um die Zeit des Follikelsprungs kräftig an und geht danach wieder stark zurück. Unmittelbar nach der Ovulation vollzieht sich im Follikel eine wichtige Umwandlung. Seine Zellen vergrößern sich durch Einlagerung von gelbem Körperfett. Aus diesem Grund heißt dieser Teil des Eierstocks nun Gelbkörper (Corpus luteum).

Schon wenige Stunden nach dem Eisprung beginnt der Gelbkörper damit, ein weiteres Hormon zu produzieren und auszuschütten: das Progesteron. Sein Name bedeutet soviel wie «für die Schwangerschaft» (pro gestation). Auch dieses Hormon hat verschiedene Funktionen:

- Es hemmt die aufbauende Wirkung der Östrogene auf die Gebärmutterschleimhaut und macht sie weich und aufnahmefähig für den Fall, daß ein befruchtetes Ei in der Gebärmutter ankommt.
- Es stellt die Gebärmuttermuskulatur weitgehend ruhig, damit sich die eventuell befruchtete Eizelle ungestört einnisten und an ihrem Platz ruhig weiterentwickeln kann.
- Es wirkt insgesamt etwas beruhigend auf den Körper und die Psyche und fördert bei manchen Frauen die Schlafbereitschaft.
- Es scheint mitverantwortlich für die geringere sexuelle Ansprechbarkeit vieler Frauen in der Zeit zwischen Eisprung und Regel zu sein.
- Es sorgt dafür, daß sich der verflüssigte Zervixschleim wieder festigt und die Gebärmutter verschließt. Das bedeutet, daß schon bald nach dem Eisprung von diesem Schleim kaum noch etwas zu sehen und zu fühlen ist (siehe auch Seite 77).
- Es wirkt auf das Temperaturzentrum im Gehirn und hebt die Körpertemperatur um einige Zehntelgrade an. Ebenso wie die progesteronbedingte Veränderung des

Schleimzeichens ist dieser Anstieg der Körpertemperatur ein sehr wichtiges Signal für die natürliche Familienplanung, weil es den Beginn der unfruchtbaren Zeit nach dem Eisprung anzeigt (siehe auch Seiten 65 bis 73).

Diese Zyklusphase nach dem Eisprung dauert maximal zwölf bis 16 Tage. Gegen Ende dieser Zeit stellt der Gelbkörper dann seine Tätigkeit langsam ein, wenn keine Eizelle befruchtet wurde und sich in der Gebärmutter eingenistet hat. Die im Blut nachweisbare Menge des Progesterons geht drastisch zurück, und auch die Östrogenspiegel sinken. Die Temperatur fällt wieder, und die obere Schicht der Gebärmutterschleimhaut löst sich ab. Sie reagiert sehr empfindlich, vor allem auf den Entzug von Östrogen. Die Menstruation, bei der durchschnittlich 50 bis 100 Milliliter Blut und verflüssigter Schleim abfließen, beginnt. Die Gebärmuttermuskulatur zieht sich dabei wellenartig zusammen. Bei manchen Frauen ist dieser Vorgang sanft und unmerklich, andere empfinden dabei leichte oder stärkere Schmerzen. Anders als bei anderen Blutungen kommt es hierbei meist nicht zur Gerinnung. Denn die Gebärmutterschleimhaut gibt während der Menstruation Stoffe ab, die das Blut flüssig halten. Nur wenn die Blutung sehr stark ist und lange andauert, kann die Schleimhaut nicht genügend Gerinnungshemmer produzieren, und die Blutzellen ballen sich zusammen. Das ist nicht weiter gefährlich, aber manchmal etwas unangenehm, weil die Gebärmutter größere Schwierigkeiten hat, diese Blutklümpchen auszustoßen, und die Regelschmerzen zunehmen können.

Während all dies geschieht und die Blutung ein deutliches Zeichen für das Ende des Zyklus setzt, geben Hypothalamus und Hypophyse schon wieder die ersten Impulse für eine neue

Eireifungsphase. Und sobald der Eierstock erneut eine ausreichende Menge Östrogen produziert, stoppt die Blutung, und die innere Gebärmutterschleimhaut beginnt wieder zu wachsen. Der Kreis ist geschlossen, und ein neuer Eisprung bereitet sich vor.

Zyklen aus dem richtigen Leben

Der Zyklus, so wie er eben beschrieben wurde, gilt in der Schulmedizin als das «Normale». Die meisten Zyklen der meisten Frauen werden vermutlich ähnlich ablaufen. Aber es kann auch ganz anders kommen – und auch das ist «normal». Denn, wie schon im Abschnitt über den Hypothalamus angesprochen, ist das Fortpflanzungssystem eng verbunden mit dem Fühlen der Menschen und reagiert sehr sensibel auf die Innen- und Außenwelt der jeweiligen Person. Die Vorstellung, daß ein Zyklus immer die gleiche Länge, zum Beispiel 28 Tage, und immer den gleichen Ablauf haben muß, gilt deshalb auch als überholt. Das, was in manchen medizinischen Lehrbüchern als behandlungsbedürftige «Zyklusstörung» bezeichnet wird, ist oft nichts anderes als ein Versuch des Körpers, sich den jeweiligen Bedingungen anzupassen. Nur etwa zehn Prozent der sogenannten Störungen haben echte organische, krankheitsbedingte Ursachen. Jede Frau, die über längere Zeit ihre Schleim- und Temperaturveränderungen aufzeichnet und zu Lebensereignissen in Beziehung setzt, wird selbst bei sich dieses engverknüpfte Zusammenspiel von Körper, Psyche und Umwelt feststellen und von den vielen möglichen Veränderungen ihres individuellen Zyklusmusters bald nicht mehr unnötig beunruhigt sein.

Welche Schwankungen und Veränderungen des Zyklus möglich sind und wie sie zustande kommen, soll nun erklärt werden.

Zyklen mit verlängerter Blutung Wenn eine Frau sich in einer Lebensphase großer seelischer oder körperlicher Belastungen befindet, kann es vorkommen, daß sich Hypothalamus und Hypophyse gewissermaßen nicht recht entscheiden können, ob sie die Signale für die erneute Eireifung geben wollen. Auf diese Weise kommt auch die Östrogen-Produktion im Eierstock nur zögernd in Gang, und der Gebärmutterschleimhaut fehlt das entscheidende Signal, die Blutung zu stoppen. Sie zieht sich, bis der Follikel aktiv genug geworden ist, einige Tage länger hin als gewöhnlich.

Zyklen mit langer Follikelphase Die etwas zögernde Ausschüttung des follikelstimulierenden Hormons kann auch einen anderen Effekt haben: Es dauert ungewöhnlich lange bis zum Eisprung, unter Umständen mehrere Wochen. Solche Verzögerungen können beispielsweise durch Stress oder Krankheiten – manchmal genügt eine schwere Erkältung oder ein handfester Familienkrach – ausgelöst werden. Es scheint dann so, als würde der Körper noch überlegen, ob er in diesem Zyklus die Chance für eine Schwangerschaft einräumen will oder es lieber läßt, bis die Verhältnisse wieder günstiger sind (siehe Abb. 6).

Zyklen mit sehr kurzer Follikelphase In selteneren Fällen kann die Follikelphase auch sehr kurz sein. Das heißt, der Eisprung erfolgt schon am achten oder neunten Zyklustag. Auch hinter solchen verkürzten Zyklen können körperliche

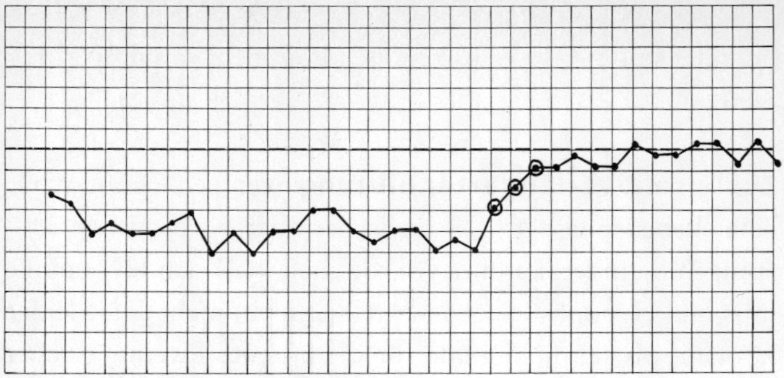

Abb. 6: Zyklus mit langer Follikelphase

oder seelische Belastung und/oder gravierende Lebensveränderungen stehen. Sie führen dann manchmal dazu, daß sich die Follikelphase in einem Zyklus verlängert und im nächsten dafür verkürzt ist, so als wolle der Körper die «verlorene» Zeit wieder aufholen und in seinen alten Rhythmus zurückfinden (siehe Abb. 7).

Zyklen mit unterbrochenem Temperaturanstieg Natürlich wirken Stress und Krankheit nicht nur auf den Beginn des Zyklus. Sie können ebensogut kurz vor dem Eisprung verändernd eingreifen und auch dann noch die Ovulation und den nachfolgenden Temperaturanstieg hinauszögern. Insbesondere wenn es sich um kurzfristigen Stress oder Ärger oder auch um ein ähnlich aufregendes positives Ereignis handelt, läßt sich dieser Effekt beobachten. Dann kann es nämlich sein, daß die Temperaturkurve, anstatt anzusteigen, ungewöhnlich gerade verläuft und erst unmittelbar nach dem hemmenden Ereignis, wenn zum Beispiel ein schlimmes Är-

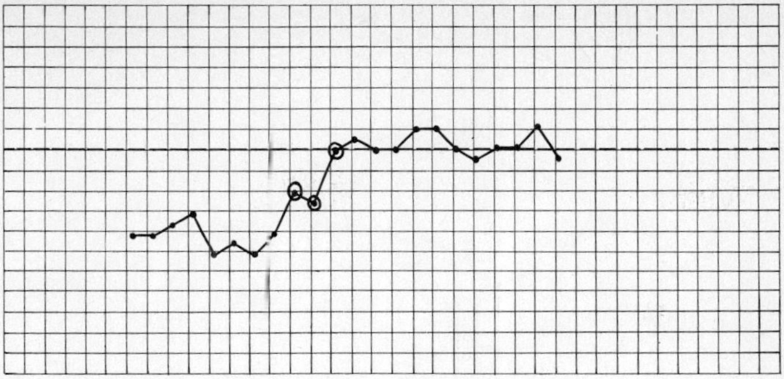

Abb. 7: Zyklus mit sehr kurzer Follikelphase

gernis ausgeräumt oder eine Prüfung vorüber ist, hochschnellt. Abbildung 8 zeigt das sehr deutlich.

Zyklen mit einer Mittelblutung Manche Frauen haben gelegentlich oder auch in jedem Zyklus rund um den Eisprungtermin ganz leichte, seltener menstruationsartige Blutungen. Über die Ursachen dieser sogenannten Mittelblutung gibt es zwei Theorien. Die eine besagt, daß es sich um Blutungen aus winzigen Gefäßen am Muttermund handelt, die sich beim Abfließen des Zervixschleims öffnen. Die andere Theorie sieht die Ursache für Eisprungblutungen in den hormonellen Veränderungen dieser Zyklusphase. Auf jeden Fall ist eine solche Blutung, wenn eine Frau ansonsten gesund ist und regelmäßig zur Früherkennungsuntersuchung geht, kein Grund zur Besorgnis. Für die natürliche Verhütung spielt so eine Mittelblutung nur im allerersten Anwendungszyklus eine Rolle.

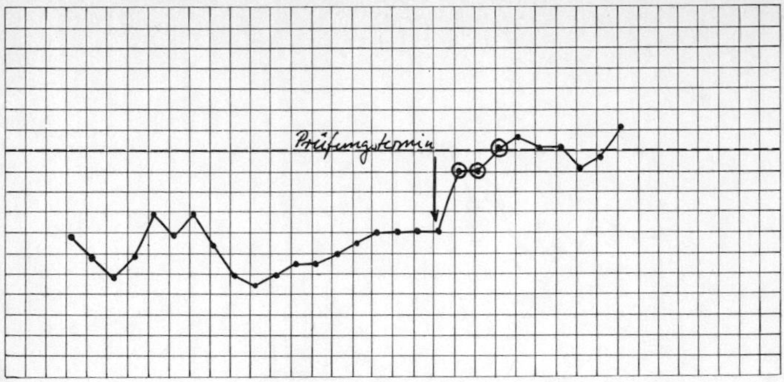

Abb. 8: Zyklus mit unterbrochenem Temperaturanstieg

Zyklen mit kurzer Gelbkörperphase Ebenso wie in der Follikelphase und während des Eisprungs kann Stress auch in der Gelbkörperphase zu deutlichen Veränderungen führen. Denn der Gelbkörper steht unter der direkten Kontrolle des FSH, das wiederum von einem Freisetzungshormon aus dem Hypothalamus gesteuert wird. Dieses Freisetzungshormon wird in einem 60-Minuten-Intervall schubweise ausgeschüttet. Wirkt Stress in dieses System hinein, verlangsamt sich der hormonelle Puls auf etwa 90 Minuten. Das schränkt wiederum die FSH-Produktion ein und vermindert schließlich am Ende dieser Kettenreaktion die Gelbkörperaktivität. Der Progesteron-Spiegel fällt, die Temperatur sinkt, und die Blutung setzt ein, unter Umständen schon vier oder fünf Tage nach dem Eisprung. Oftmals ist die Blutung, die das Nachlassen der Gelbkörpertätigkeit anzeigt, noch keine normale Menstruation, sondern eher ein leichtes Tröpfeln, das sich erst nach und nach über mehrere Tage verstärkt.

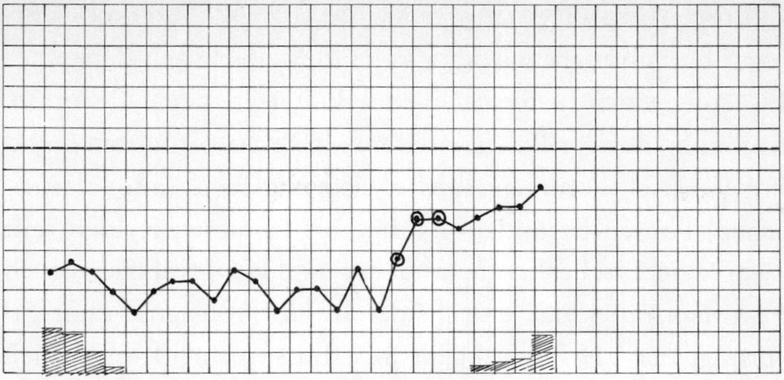

Abb. 9: Zyklus mit kurzer Gelbkörperphase

Selbst wenn es in einem solchen Zyklus zu einer Befruchtung gekommen ist, kann sich die Eizelle nicht einnisten. Denn sie braucht für ihren Weg in die Gebärmutter und die vollständige Einbettung in die Schleimhaut etwa sieben Tage. Endet die Gelbkörperaktivität vorher, hat die Eizelle dazu keine Gelegenheit und wird mit der Blutung hinausgespült. Der Körper hat damit auch in der Zyklusphase nach dem Eisprung die Möglichkeit, eine Schwangerschaft zu verhindern, wenn die Frau ihre Kräfte für die Bewältigung einer Stress-Situation oder einer Krankheit braucht. Das bedeutet: Der weibliche Organismus arbeitet zwar immer wieder auf eine Schwangerschaft hin, aber alles, was er dafür vorbereitet, ist zunächst nur eine Art Angebot, das er jederzeit wieder zurücknehmen kann. Und im Zweifelsfall rangiert die Selbsterhaltung der Frau – zumindest in diesen frühen Stadien einer möglichen Schwangerschaft – meist vor der Arterhaltung bzw. Fortpflanzung (siehe Abb. 9).

Zyklen ohne Eisprung Ohne viel davon zu merken, können Frauen immer wieder Zyklen durchleben, in denen der Eisprung ganz ausbleibt. In der Pubertät, nach Geburten, nach langjähriger Pilleneinnahme, in Stress-Situationen und im Wechsel kommen solche eisprunglosen (anovulatorischen) Phasen besonders häufig vor. In diesen Zyklen reift zwar eine Eizelle heran, und der Follikel produziert auch Östrogen, aber das entscheidende Hormonsignal zum Eisprung, der LH-Peak, bleibt aus. Entsprechend bildet sich auch kein Gelbkörper, und es wird kein Progesteron ausgeschüttet. Die Temperaturkurve bleibt auf dem niedrigen Niveau, der progesteronbedingte Anstieg kommt nicht zustande. Dafür kann das Schleimsignal fast den ganzen Zyklus über zu bemerken sein. Auf die Gebärmutterschleimhaut wirkt also nur Östrogen und sorgt dafür, daß sie sich immer dicker aufbaut. Je dicker sie aber ist, um so mehr Östrogen braucht sie für ihre Erhaltung. Und diesen immer größer werdenden Bedarf kann der Eierstock irgendwann nicht mehr decken. Es kommt zu einem relativen Östrogenmangel, und die Gebärmutterschleimhaut blutet ab. Diese Blutung kann zufällig genau zu dem Zeitpunkt beginnen, zu dem die Frau mit ihrer Menstruation gerechnet hat und ihr deshalb zunächst nicht als etwas Besonderes auffallen. In den darauffolgenden Tagen wird sie sich aber vielleicht darüber wundern, daß diese Blutung besonders lang, stark und eventuell auch sehr schmerzhaft ist. Denn die Gebärmutter hat es mit der dicken, festen, nicht durch Progesteron in ihrem Wachstum gebremsten Schleimhautschicht schwer. Ungewöhnlich kann eine solche Blutung außerdem sein, weil sie unter Umständen nur sehr zögernd und nicht mit gewohnter Stärke beginnt. Eine Vorblutung ist also nicht nur in Zyklen mit kurzer Gelb-

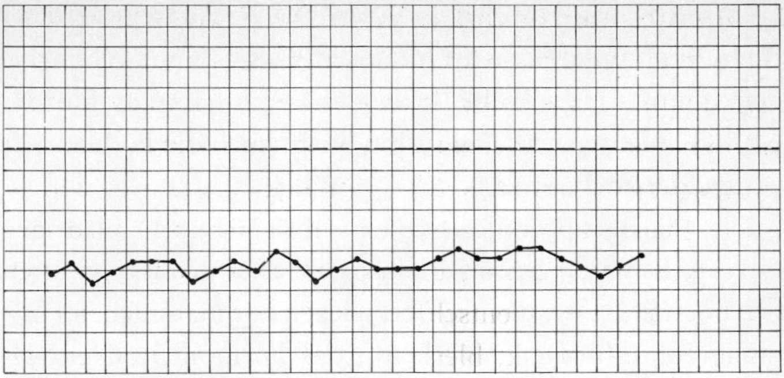

Abb. 10: Zyklus ohne Eisprung

körperphase möglich, sondern auch in anovulatorischen Zyklen (siehe Abb. 10).

«Zyklen» ohne Blutung Ebenso wie der Eisprung kann auch die Blutung ausbleiben. Dem gehen oft Zyklen mit verlängerter Eireifungsphase, ohne Ovulation oder mit kurzer Gelbkörperphase voraus. Denn meist schalten sich die Fortpflanzungsvorgänge nicht von einem Tag auf den anderen, sondern unter Belastung schrittweise aus. Eine Frau allerdings, die keine Kurve führt und ihre Schleimveränderungen nicht beobachtet, bemerkt vielleicht nur, daß sie leichte Vorblutungen hat und daß vertraute Zykluszeichen, wie z. B. ein Gefühl der Fülle in den Brüsten kurz vor der Regel, ausbleiben. Die Länge der Zyklen muß sich aber keineswegs verändern (denn es können in einem Zyklus eine verlängerte Eireifungsphase und eine verkürzte Gelbkörperphase zusammentreffen). So kann sie das Ausbleiben der Regel als etwas sehr Plötzliches empfinden, obwohl es sich schon über mehrere Zyklen hinweg unbemerkt angekündigt hat.

Das Ausbleiben der Regel selbst ist nur das Ende einer Reihe von ausgebliebenen Impulsen. Das beginnt bereits bei dem Impuls für die Follikelreife, den Hypothalamus und Hypophyse nicht geben. Daraufhin bleibt auch die Follikelreife in den Eierstöcken aus.

Die Östrogenproduktion bleibt auf einem sehr niedrigen Niveau. Es wird gerade soviel produziert und ausgeschüttet, wie notwendig ist, um ein Überwiegen der männlichen Hormone zu verhindern, das heißt, das hormonelle Gleichgewicht zu sichern.

Das Schleimsignal tritt nicht auf, und auch die Bildung des Gelbkörpers bleibt aus, weil kein Follikel springt. Die Temperatur bleibt auf dem niedrigen Stand, und die Gebärmutterschleimhaut baut sich nicht auf. Es gibt also auch nichts, was wieder abgestoßen werden müßte. Die Vorstellung mancher Frauen, sie müßten nach mehreren Monaten ohne Blutung von ihrem Arzt Hormone bekommen, um sich gewissermaßen innerlich zu reinigen, ist zwar verständlich, aber unzutreffend. Auch die Sorge, der Zyklus würde um so schwerer wieder in Gang kommen, je länger die Blutung ausbleibt, ist unbegründet. Denn das Hormonsystem ist kein Mechanismus, der «einrostet» und deshalb wieder in Schwung gebracht werden muß. Er reguliert sich vielmehr ganz von selbst, wenn der Grund für die Zyklusruhe behoben ist. Solche Zeiten der Zyklusruhe können durch all das ausgelöst werden, was auch die anderen in den vorigen Abschnitten beschriebenen Zyklus-Veränderungen hervorruft. Langdauerndes, extremes Hochleistungstraining oder radikale Abmagerungskuren können ebenfalls eine Zyklusruhe begünstigen, weil beides auf manche Frauen wie starke Stressfaktoren wirkt.

DIE METHODEN ZUR FESTSTELLUNG DER FRUCHTBAREN UND UNFRUCHTBAREN TAGE

- Die Temperaturmethode
- Die Schleimmethode
- Die Kombinationsmethode
- Die Muttermundbeobachtung
- Weitere Körperzeichen
- Die unfruchtbaren Tage vor dem Eisprung
- Verhütung nach Absetzen der Pille
- Verhütung in der Stillzeit
- Verhütung vor den Wechseljahren

Faßt man die im letzten Kapitel dargestellten Erkenntnisse der Zyklusforschung zusammen, läßt sich verallgemeinernd sagen: Nichts ist zuverlässig vorhersagbar. Jeder Zyklus kann anders verlaufen als der vorherige. Das pünktliche Erscheinen der Regel sagt nichts darüber aus, wie die einzelnen Zyklusphasen (Eireifung, Eisprung, Gelbkörperaktivität) innerhalb des Zeitraumes von einer Blutung zur anderen zeitlich verteilt waren. Umwelteinflüsse und Veränderungen des seelischen Gleichgewichts können sich auf den Zyklusablauf auswirken, müssen es aber nicht. Jede Frau hat ihre individuell ausgeprägte Reaktionsweise. Verschiebungen zu mehr oder weniger Stressempfindlichkeit im Zyklusrhythmus sind im Lauf der Lebensjahre eher die Regel als die Ausnahme, einfach weil uns das Leben nicht immer gleich stark belastet und Phasen größerer mit Phasen geringerer seelischer und körperlicher Widerstandskraft sich abwechseln.

Aus all diesen Gründen wird deutlich, daß natürliche Familienplanung nur dann zuverlässig möglich ist, wenn man die zyklusabhängigen Körperzeichen kontinuierlich beobachtet und sich weitestgehend auf das stützt, was in dem jeweils aktuellen Zyklus festzustellen ist. Rückschlüsse von vergangenen Zyklen auf Kommendes ziehen zu wollen, so wie es bei der Knaus-Ogino-Methode * gemacht wird, ist im-

* Hermann Knaus und Kyosaka Ogino haben Ende der zwanziger Jahre Regeln zur Bestimmung der fruchtbaren Tage im Zyklus entwickelt. Es handelt sich dabei um reine Rechenregeln, die auf den Aufzeichnungen von mindestens zwölf Zyklen basieren. Aus diesen Zyklen sucht die Anwenderin den längsten und den kürzesten heraus. Vom letzten Tag des längsten Zyklus zählt sie zwölf Tage zurück. Damit hat sie den wahrscheinlich spätestmöglichen Eisprungtermin ermittelt. Dann rechnet sie vom letzten Tag des kürzesten Zyklus

mer mit einer hohen Fehlerwahrscheinlichkeit verbunden. Denn wie schon in den vorigen Abschnitten erklärt, hat der Organismus jederzeit die Möglichkeit, die Eireifungsphase zu verlängern oder abzukürzen, den Eisprung vorzuverlegen oder hinauszuzögern und die Gelbkörperphase schneller als erwartet zu beenden. Zuverlässig läßt sich das alles nicht vorausberechnen. Frauen können lediglich im Laufe der Zeit durch ihre individuellen Erfahrungen herausfinden, welche Reaktionsweisen für sie am wahrscheinlichsten sind. Deshalb ist neben der kontinuierlichen Selbstbeobachtung und richtigen Anwendung der Methodenregeln die persönliche Erfahrung ein ganz wesentlicher Faktor, der die Sicherheit der natürlichen Familienplanung bestimmt.

Um nun die fruchtbaren Tage im jeweiligen Zyklus herauszufinden, gibt es verschiedene Möglichkeiten, die einzeln oder zusammen angewendet werden können. Sie miteinander zu kombinieren ist der empfehlenswerteste Weg, weil dabei ein Körperzeichen das andere absichert und in Zweifelsfällen leichter interpretierbar macht.

In den folgenden Abschnitten soll zunächst erklärt werden, wie man den Beginn der unfruchtbaren Zeit nach dem Eisprung herausfindet. Die Regeln zur Bestimmung der unfruchtbaren Zeit vor dem Eisprung stehen auf Seiten 86 bis 89.

sechzehn Tage zurück. Damit hat sie den wahrscheinlich frühestmöglichen Eisprungtermin herausgefunden. Von diesem 16. Tag rechnet sie noch einmal drei Tage zurück. Das ist die Sicherheitsspanne, innerhalb derer eventuell noch im Eileiter wartende Spermien abgestorben sind.

Die Temperaturmethode

Das regelmäßige Messen, Aufschreiben und Auswerten der Aufwachtemperatur ist das Herzstück der natürlichen Familienplanung. Wie schon auf Seite 50 beschrieben, steigt die Körpertemperatur nach dem Eisprung um einige Zehntelgrade an und bleibt bis zur Blutung auf diesem erhöhten Niveau. Die Temperatur kann – aber muß nicht – während dieser Hochlage über 37 °C ansteigen. Entscheidend ist nur, daß sich die Temperaturtieflage vor dem Eisprung und die Temperaturhochlage nach dem Eisprung erkennen und abgrenzen lassen.

Anders als bei der Schleimbeobachtung und der Muttermund-Selbstuntersuchung wird bei der Temperaturmethode ein «technisches», objektivierendes Hilfsmittel benutzt. Die einzelnen Werte, die dadurch zustande kommen, sind jedoch in sich noch wenig aussagekräftig, denn die Körpertemperatur ist nicht unbeeinflußbar, sondern durch verschiedene Faktoren (zum Beispiel körperliche Aktivität) veränderbar und auch von der Tageszeit abhängig. Morgens liegt sie bei gesunden Menschen am niedrigsten, spätnachmittags am höchsten. Würde man irgendwann am Tage, mal nach einem langen Spaziergang, mal nach einem Mittagsschlaf, messen, bekäme man nur die momentanen, aber keine miteinander vergleichbaren Ergebnisse. Aus diesem Grund ist es notwendig, möglichst immer unter ähnlichen Bedingungen zu messen und die Abweichungen von dieser Regel zu berücksichtigen und im Kurvenblatt zu vermerken. Ähnliche Bedingungen bedeuten hier: täglich nach mindestens sechs bis acht Stunden Nachtruhe und vor dem Aufstehen, vor der ersten Tasse Kaffee oder Tee und vor der ersten Zigarette zu messen.

Denn sowohl Bewegung als auch Substanzen wie Koffein und Nikotin verändern die sogenannte Basaltemperatur.

Theoretisch ist es kein Problem, sechs bis acht Stunden zu schlafen und dann zu messen. In der Praxis sieht es aber oft ganz anders aus. Mancher lustige Abend mit Freunden endet viel später als erwartet, auch wenn man am nächsten Tag wieder früh heraus muß und nur drei bis vier Stunden körperliche Ruhe hatte. Dennoch braucht niemand, der natürliche Verhütungsmethoden anwendet, auf solch Vergnügen zu verzichten. Wichtig ist nur, die verkürzte Nachtruhe ins Kurvenblatt einzutragen, um im Laufe der Zeit herauszufinden, welchen Einfluß das auf die Temperatur hat. Bei manchen Frauen antwortet der Körper nämlich auf eine sehr kurze Ruhephase mit einer ungewöhnlich hohen Morgentemperatur, bei anderen zeigt sich kein Unterschied. Eine Rolle spielt natürlich auch, ob man in einer Runde von Nichtrauchern bei Tee und ruhigen Gesprächen gesessen oder nach einem Tanzfest mehr oder weniger beschwipst nach Hause gekommen ist. Auch diese Faktoren sollten mit in der Kurve vermerkt werden, um «Temperatur-Ausreißer» richtig einschätzen zu können. Einen Einfluß auf die Basaltemperatur kann es darüber hinaus haben, wenn man nachts oder in den Morgenstunden aufsteht, weil zum Beispiel ein Kind weint oder weil man am Tag zuvor viel getrunken hat und nun mehrmals auf die Toilette muß. Auch diese Unterbrechungen der Nachtruhe sollten vermerkt werden.

Hat eine Frau das Messen vor dem Aufstehen vergessen, kann sie sich, wenn sie nur kurz auf war und noch Zeit genug hat, noch einmal für eine halbe Stunde hinlegen und dann messen. Dieser Wert ist verwendbar, wenn sie das nachträgliche Messen mit dem entsprechenden Vermerk im Kurvenblatt einträgt.

Fällt es einer Frau erst nach Stunden ein, daß sie nicht gemessen hat – was in den ersten Zyklen häufiger vorkommen kann und wegen der plötzlichen Umstellung der Lebensgewohnheiten auch ganz normal ist –, läßt sie den Wert einfach aus und zieht auch die Linie zwischen den beiden Werten vor und nach der vergessenen Messung nicht durch.

Außer den Besonderheiten sollte, zumindest in den ersten Meßzyklen, immer die Meßzeit mit aufgeschrieben werden. Denn bei manchen Frauen macht schon eine Differenz von einer halben Stunde einen Unterschied im Meßergebnis, andere Frauen stellen selbst bei Abweichungen von einer oder zwei Stunden von der üblichen Meßzeit keine nennenswerten Unterschiede fest. Wie sie selbst reagiert, muß deshalb jede Frau für sich herausfinden.

Der Temperaturwert sollte mit einem gut sichtbaren Punkt auf der jeweiligen Grad-Linie eingetragen werden. Liegt ein Wert zwischen zwei Zehntelgraden, wird er entsprechend, also zwischen zwei Grad-Linien, ins Kurvenblatt eingetragen. Die Temperaturwerte sollen mit einer dünnen Linie verbunden werden, damit im Laufe der Tage eine übersichtliche Kurve entsteht.

Außer den Temperaturwerten und den Meßzeiten sollten alle weiteren Faktoren eingetragen werden, die den Zyklusverlauf und/oder die Temperaturkurve beeinflussen können. Das sind zum Beispiel fiebrige Infekte und andere Krankheiten, ungewöhnliche körperliche, geistige und seelische Anstrengungen oder Belastungen, Arbeitsplatz und Wohnungswechsel, Reisen, Partnerschaftsprobleme, besonders aufregend-freudige Ereignisse, Streit, Ärger in der Familie oder am

Arbeitsplatz, Examina und Prüfungen und die Einnahme von Medikamenten. Nur so lassen sich Ausreißer nach oben oder unten mit größtmöglicher Sicherheit beurteilen. Ein solcher Ausreißer-Wert kann in der Kurve eingeklammert werden (siehe Übersichtskurve Seite 82). Bei der Auswertung braucht man ihn dann nicht zu berücksichtigen.

Auch für das Messen selbst gibt es einige wichtige Grundregeln:

Der Meßpunkt sollte immer der gleiche sein, und zwar entweder im Enddarm, in der Scheide oder im Mund. Diese Regel einzuhalten ist wichtig, weil die Werte, die bei der Messung unter der Zunge herauskommen, etwas niedriger liegen als die rektalen oder vaginalen Ergebnisse. Würde man die Meßpunkte täglich wechseln, bekäme man Werte, die nicht vergleichbar sind.

Unter dem Arm sollte überhaupt nicht gemessen werden, weil das zu ungenau ist.

Entscheidet sich eine Frau für die orale Meßweise, sollte sie darauf achten, daß die Thermometerspitze rechts oder links vom Zungenbändchen, also unter der Zunge liegt und die Schleimhaut berührt. Außerdem sollen die Lippen geschlossen sein. Nur wenn sie sich an diese Regeln hält, bekommt sie genaue Werte.

Für das Messen ist ein normales Fieberthermometer gut geeignet. Im Darmausgang dauert die Meßzeit damit drei Minuten, in der Scheide fünf Minuten und im Mund sechs bis sieben Minuten. Die Messung im Darmausgang ist am genauesten, die im Mund am bequemsten. Rascher geht das Messen mit Schnellthermometern, sie brauchen nur ein bis zwei Minuten, bei einem sehr kalten Schlafraum etwa drei

Minuten (mehr über Meßhilfen ab Seite 101). Geht ein Thermometer entzwei, sollte der Wechsel auf ein neues in der Kurve vermerkt werden, denn auch geeichte Thermometer können untereinander leicht abweichen (ca. 0,1 ° bis 0,2 °C).

Nach dem Messen kann der Wert sofort abgelesen und eingetragen werden. Es ist aber auch möglich, das Thermometer einfach zur Seite zu legen und es erst abends vor dem Schlafengehen abzulesen. Für Frauen, die nicht nur messen, sondern auch zusätzlich weitere Körperbeobachtungen machen, ist das einfacher, weil sie dann alle Werte des Tages gleichzeitig eintragen können und die Kurve nur einmal zur Hand nehmen müssen.

Wann eine Frau oder ihr Partner (falls er die Eintragungen ins Kurvenblatt macht) die Temperatur abliest, ist ihnen überlassen. Wichtig ist nur, daß sie bei einer Zeit bleiben. Denn Quecksilberthermometer haben die Eigenschaft, innerhalb der ersten halben Stunde nach der Messung um etwa einen halben Zehntelgrad abzusinken und dann auf diesem Punkt stillzustehen. Vergleichbar sind also nur Werte, die entweder sofort nach dem Messen oder aber nach Ablauf der ersten dreißig Minuten abgelesen werden.

Nach dem Ablesen sollte das Thermometer wieder heruntergeschlagen und in Griffnähe ans Bett gelegt werden.

Die Auswertung der Temperaturkurve Wenn man eine gutgeführte, vollständige Kurve eines ganzen Zyklus vor sich liegen hat, ist es meist relativ einfach, auf einen Blick zu erkennen, wo der progesteronbedingte Temperaturanstieg (siehe Seite 50) liegt. Beginnt man jedoch erst mit einer Kurve, ist es etwas schwieriger, einen Anstieg sofort zu erkennen, weil die Basaltemperatur oft nicht über Nacht

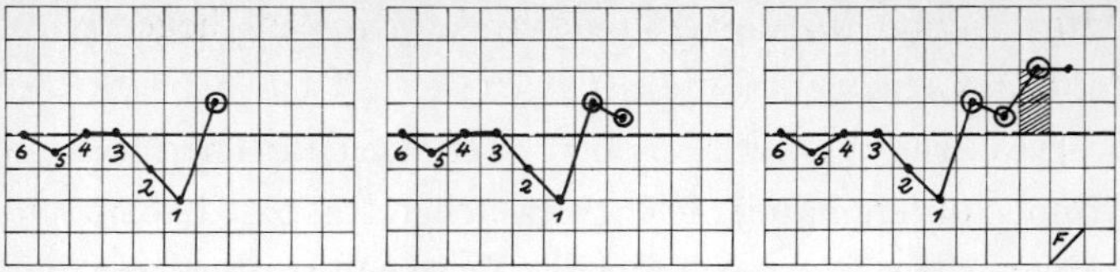

Abb. 11 a, b, c: Der Temperaturanstieg

sprunghaft ansteigt, sondern über mehrere Tage verteilt nach und nach in die Höhe klettert und man den jeweils nächsten Wert noch nicht kennt. Außerdem zeigt jede Kurve auch schon in der Tieflage vor dem Eisprung leichte Schwankungen. Vollkommen linear verlaufende Kurven sind äußerst selten.

Weil das so ist, haben die internationalen Familienplanungsorganisationen und die Weltgesundheitsorganisation eine einfache Grundregel entwickelt, mit der bestimmt wird, ob ein Temperaturanstieg als Signal für den Beginn der unfruchtbaren Zeit nach dem Eisprung gewertet werden kann. Als erster Tag des Temperaturanstiegs ist nach dieser Regel der Tag definiert, an dem die Morgentemperatur erstmals höher liegt als die Meßwerte der sechs davorliegenden Tage. Man nennt diesen Wert: erste höhere Messung (siehe Abb. 11 a).
Für den darauffolgenden Tag gilt das gleiche: Auch dieser Wert muß höher liegen als der höchste der sechs Werte vor der ersten höheren Messung (siehe Abb. 11 b).

Der dritte Wert muß ebenfalls über den sechs niedrigen liegen, darüber hinaus soll er noch eine weitere Voraussetzung erfüllen: Er muß mindestens um 0,2 °C über den sechs niedrigeren Werten vor der ersten höheren Messung liegen (siehe Abb. 11 c).

Bei einem solchen Kurvenverlauf kann ein Paar, das sich allein auf die Temperaturmethode verläßt, am Abend des vierten Tages nach der ersten höheren Messung erstmals ungeschützten Verkehr haben, weil nun die sicher unfruchtbare Zeit nach dem Eisprung begonnen hat. In Abbildung 11 c ist dieser Tag mit F/ gekennzeichnet. Das bedeutet: Tagsüber muß – zumindest theoretisch – noch Fruchtbarkeit angenommen werden, abends dann nicht mehr.

Diese Grundregel läßt sich bei vielen Kurven anwenden. Aber es gibt auch Zyklen, in denen die Temperatur nicht so schnell und/oder geradlinig ansteigt. Für diese Zyklen gibt es zwei Ausnahmeregeln:

Bei manchen Frauen verläuft der Temperaturanstieg in einer sehr flachen Linie. Der dritte erhöhte Wert liegt dann nicht um zwei Zehntelgrade über dem Wert der sechs vorausgegangenen niedrigen Messungen, sondern vielleicht nur um einen oder eineinhalb Zehntelgrad höher. In diesem Fall muß noch ein weiterer erhöhter Wert abgewartet werden. Er muß dann aber nicht 0,2 °C höher liegen als die sechs niedrigen Werte vor der ersten höheren Messung. Paare, die nur nach der Temperaturmethode verhüten, müssen wiederum einen Sicherheitstag zugeben. Die unfruchtbare Zeit nach dem Eisprung beginnt für sie dementsprechend am fünften Abend nach dem ersten Ansteigen der Temperatur. In Abbildung 12 ist dieser Tag wiederum mit einem F/ gekennzeichnet.

Gelegentlich kommt es auch vor, daß die Temperatur einen oder zwei Tage lang ansteigt, noch einmal absinkt und erst am darauffolgenden Tag wieder steigt. Hier gilt die Regel:

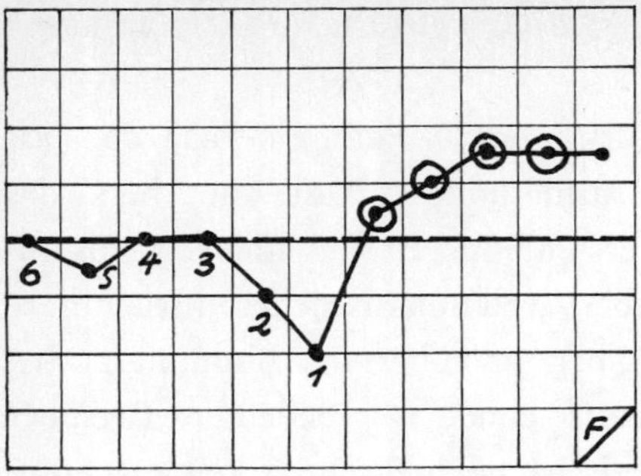

Abb. 12: Flacher Temperaturanstieg plus «Sicherheitstag»

Wenn der zweite oder dritte Wert nach der ersten höheren Messung auf oder unter das Niveau der sechs davorliegenden niedrigen Messungen fällt, muß noch ein vierter Wert abgewartet werden, der dann mindestens um zwei Zehntelgrade höher liegen muß als die sechs niedrigen Werte. Man klammert den niedrigen Ausnahmewert also gewissermaßen aus. Für Paare, die nur nach der Temperaturmethode verhüten, gilt auch hier wieder, daß sie noch einen Sicherheitstag zugeben müssen. Die unfruchtbare Zeit beginnt für sie also am fünften Abend nach dem ersten Temperaturanstieg. In Abbildung 13 ist dieser Tag ebenfalls mit einem F/ angegeben.

Ausreißer

Da so viele verschiedene Faktoren die Morgentemperatur beeinflussen können, werden eindeutig «gestörte» Werte, die besonders niedrig sind (zum Beispiel durch sehr frühes Aufstehen) oder besonders hoch liegen (zum Beispiel durch eine fiebrige Erkältung), nicht berücksichtigt. Wie schon auf Seite 68 beschrieben, klammert man sie ein. Diese Hilfskon-

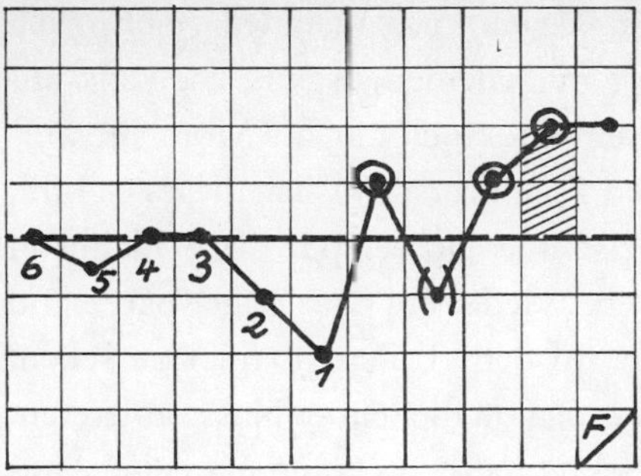

Abb. 13: Temperaturanstieg mit niedrigem Ausnahmewert

struktion ist notwendig, weil sich sonst manche Kurve überhaupt nicht auswerten ließe, beispielsweise wenn der hohe Ausreißer-Wert über dem Niveau des regulären Temperaturanstiegs liegt (siehe Übersichtskurve Seiten 82 und 83).

Die Schleimmethode

Wie im vorigen Abschnitt beschrieben, läßt sich mit der Temperaturmethode erst im nachhinein herausfinden, ob und wann ein Eisprung stattgefunden hat. Zyklusforscher gehen davon aus, daß dieser etwa in dem Zeitraum von jeweils zwei Tagen vor oder nach der ersten höheren Messung stattfindet. Ein weiteres, für die natürliche Familienplanung wichtiges Körperzeichen erscheint jedoch schon vor dem Eisprung. Es ist die östrogenbedingte Veränderung des Zervixschleims (siehe auch Seite 48).

Er tritt im Verlauf eines ovulatorischen Zyklus in ganz typischer Weise auf. Einige Tage nach dem Ende der Menstruation, in denen manche Frauen ihre äußeren und inneren Geschlechtsteile als sehr trocken empfinden, haben sie plötzlich eine feuchte Empfindung am Scheidenausgang. Sie kann anfangs noch sehr gering sein und auch nur für Momente auftauchen. In den folgenden Tagen verstärkt sich dieses Gefühl, und es ist dann auch meist eine leichte Spur des Schleims in der Unterwäsche zu sehen. Wieder ein paar Tage später sind deutliche Schleimspuren auf dem Toilettenpapier zu sehen. Es kann jetzt die Empfindung von fließender Nässe auftreten. Schaut man sich dieses Sekret näher an, kann man eine Ähnlichkeit mit rohem Hühnereiweiß feststellen. Vielfach läßt es sich auch zwischen zwei Fingern zu einem dünnen Faden ausziehen. Dieses Phänomen wird «*Spinnbarkeit*» genannt. Kurz nachdem dieser Schleimtyp aufgetreten ist, geht die Schleimproduktion unter dem Einfluß des Progesterons wieder zurück, und es ist meist schon nach ganz wenigen Tagen kein Schleim mehr zu sehen oder zu fühlen.

Um das individuelle Schleimmuster zu beobachten, ist es nicht notwendig, in die Scheide hineinzufassen. Der Schleim sollte mit sauberen Fingern oder mit Toilettenpapier außen von der Scheide abgenommen werden.

Ganz so idealtypisch, wie eben beschrieben, sind die Schleimveränderungen jedoch längst nicht bei allen Frauen und auch nicht in allen Zyklen. Es kann durchaus sein, daß eine Frau niemals oder nur sehr selten fadenspinnenden, eiweißartigen Schleim bei sich beobachtet, sondern allenfalls eine Spur in der Wäsche sieht und eine minimale, feuchte Empfindung hat. Auch das ist vollkommen normal und für die natürliche Familienplanung nützlich.

Daß Frauen Schwierigkeiten mit der Beobachtung ihres Schleimmusters haben, kann daran liegen, daß diese Veränderungen nicht sehr ausgeprägt sind. Meist resultieren die

Probleme aber daraus, daß Frauen an diese Art der sensiblen Körperwahrnehmung nicht gewöhnt sind – vielleicht sie auch innerlich ablehnen – und erst nach und nach ihr Gefühl verfeinern und ihren Empfindungen vertrauen. Dieser Sensibilisierungsprozeß kann mehrere Zyklen dauern, meist sind die Probleme aber schon im zweiten Zyklus geringer als im ersten.

Um schnell sicher in der Schleimmethode zu werden, ist es hilfreich, sofort nach dem Ende der Regel mit den Beobachtungen zu beginnen und sie konsequent bis zur nächsten Menstruation weiterzuführen. Frauen, die sich allein auf die Schleimmethode verlassen wollen, können ihre Beobachtungen im Kalender eintragen. Wird dagegen die Schleimbeobachtung mit der Temperaturmethode kombiniert, sollten die Schleimzeichen im Kurvenblatt vermerkt werden (siehe Übersichtskurve Seiten 82 und 83).

Eine solche Eintragung kann zum Beispiel am Anfang des Zyklus nur aus einem Strich in der Spalte «Beobachtung» und der Eintragung «trocken» in der Spalte «Gefühl» bestehen. Einige Tage später kann noch immer ein Strich unter Beobachtung, aber das Wort «feucht» in der Spalte für das Gefühl eingetragen werden. Wieder einige Tage darauf kann das Gefühl noch immer «feucht» sein, das Aussehen aber schon weißlich oder cremig. Das bedeutet: Der Eisprung wird (wenn nichts dazwischenkommt) voraussichtlich in den nächsten Tagen stattfinden. Etwas später stehen im Kurvenblatt dann möglicherweise die Worte «naß» und «eiweißartig/spinnbar», während schon kurz darauf die Eintragungen «feucht» und «Strich» folgen können, weil der Eisprung vorüber ist.

Wie immer diese Veränderungen aussehen: entscheidend ist

Gefühl	Beobachtung	Bewertende Abkürzung
trocken, leichter Juckreiz, rauh	kein Schleim zu sehen	t
keine Empfindung am Scheidenausgang	kein Schleim zu sehen	ø
feucht	kein Schleim zu sehen	f
feucht	Schleim von dicklicher, weißlicher, cremiger, klumpiger, gelblicher, klebriger, zäh elastischer oder kaum spinnbarer Beschaffenheit	s
naß, weich, glatt, wie eingeölt, kühl, fließend, schlüpfrig	Schleim von glasiger, glasklarer, dünnflüssiger, rötlicher, durchscheinender oder wäßriger Beschaffenheit	+ s

nicht ihre mehr oder weniger starke Ausprägung, sondern die Möglichkeit, Unterschiede feststellen und vermerken zu können. Denn letztlich geht es nur darum, möglichst sicher den Beginn des Schleimsymptoms zu erkennen, festzustellen, bis wann es sich steigert und von welchem Zeitpunkt an es sich wieder abschwächt.

Um die Beobachtungen bewerten zu können, haben die Familienplanungsexperten eine Kategorisierung entwickelt.

Von diesem Schema sind die Regeln zur Auswertung des Schleimsymptoms bei alleiniger Anwendung und in Kombination mit der Temperaturmethode abgeleitet.

Mit etwas Erfahrung ist es meist nicht sehr schwierig, die jeweiligen Empfindungen des Tages in das Schleimschema einzuordnen. Falls an einem Tag verschiedene Gefühls- und Beobachtungs-Qualitäten aufgetreten sind, wird jeweils die «fruchtbarste» eingetragen, auch wenn sie nur für einige Augenblicke bemerkt wurde. Ein Beispiel: Eine Frau empfindet am Morgen nur ein leichtes Feuchtigkeitsgefühl, sieht aber noch keine Schleimspur in der Wäsche. Nachmittags entdeckt sie dann auf dem Toilettenpapier einen kleinen Schleimfaden oder eine cremeartige Ausscheidung. Die Bewertung für diesen Tag müßte s lauten, auch wenn ihr bei der nächsten Beobachtung nichts mehr auffällt. Insbesondere für Frauen mit einem nur geringen Schleimsymptom ist diese Genauigkeit wichtig, damit sie ihre Beobachtungen auswerten können.

Schwierig können die Schleimbeobachtungen auch nach einem Geschlechtsverkehr sein. Deshalb gilt der Grundsatz, daß die Schleimbeobachtungen erst am Abend des Tages nach dem Verkehr wieder sicher möglich sind.

Um nun aus den Eintragungen eine Familienplanungsmethode abzuleiten, ist es notwendig, den Tag des Schleimhöhepunkts zu ermitteln. Dieser Tag ist definiert als der letzte Tag mit hoch fruchtbarem Schleim bzw. als derjenige Tag, nach dem ein bleibender Umschwung hin zu weniger fruchtbarem Schleim stattfindet. Also zum Beispiel der Umschwung von s^+ auf s oder von s auf f (weitere Beispiele siehe Kasten). Dieser Tag des Schleimhöhepunkts wird auf dem Kurvenblatt mit einem Sternchen gekennzeichnet. Wann dieser Höhepunkt war, kann jedoch nur rückblickend entschieden werden, weil man erst im nachhinein weiß, daß der vorausgegangene Tag der vor dem Umschwung war.

```
                    ★
                +   +
ø ø f f f s f s s s s f f
-------------------------
              ★
ø ø ø f f f s s f f
-------------------------
              ★
t t ø ø ø f f f ø ø
-------------------------
                  ★
                ++
ø ø ø f f s s s s s f f
```

Paare, die allein mit der Schleimmethode verhüten wollen, müssen nun noch etwas warten, bevor sie wieder ungeschützten Verkehr haben dürfen. Erst am Abend des vierten Tages nach dem Schleimhöhepunkt beginnt die unfruchtbare Phase nach dem Eisprung. Diese Zeitspanne ist nicht willkürlich gewählt, sondern beruht auf der Erkenntnis, daß der Eisprung mit allergrößter Wahrscheinlichkeit in der Zeit von drei Tagen vor bis drei Tagen nach dem Schleimhöhepunkt stattfindet und die Eizelle dann nur noch wenige Stunden befruchtbar ist.

Anders ausgedrückt bedeutet das: Mit der Schleimmethode läßt sich der Zeitpunkt des Eisprungs nicht exakt bestimmen, sondern nur einkreisen.

Die Kombinationsmethode

Um die Familienplanung sicherer zu machen, ist es sinnvoll, die Methoden Temperaturmessen und Schleimbeobachtung zu kombinieren. Dabei ändert sich lediglich die Auswertungsregel geringfügig. Sie lautet: Die unfruchtbare Zeit nach dem Eisprung beginnt entweder am Abend des dritten Tages nach dem Schleimhöhepunkt oder am Abend des dritten (bei den Ausnahmeregeln am Abend des vierten) Tages mit höherer Temperatur, je nachdem welches dieser beiden Zeichen zuletzt auftritt. Die Abbildungen 14 und 15 machen deutlich, wie das aussehen kann. Mit dieser Kombination bleibt man auf jeden Fall auf der sicheren Seite und geht kein Risiko ein.

Die Muttermundbeobachtung

Anfang der achtziger Jahre ist eine dritte Methode eingeführt worden, die die Temperatur- und Schleimmethode ergänzt: die Selbstuntersuchung des Muttermundes, mit der gleich am ersten Tag nach der Regel begonnen werden sollte. Die Muttermundbeobachtung ist in jedem Fall hilfreich, ist aber besonders für die Frauen sinnvoll, die nur wenig ausgeprägte Schleimveränderungen bei sich feststellen können.

Sie basiert auf dem Wissen, daß sich der Teil des Gebärmutterhalses, der in die Scheide hineinragt und von Medizinern Muttermund genannt wird, im zyklischen Auf und Ab der Hormone mitverändert: Zu Beginn der Eireifungsphase ist er fest (etwa wie die Nasenspitze) und gut verschlossen. Seine Öffnung fühlt sich punktförmig an. Bei Frauen, die schon geboren haben, ist sie möglicherweise schlitzförmig.

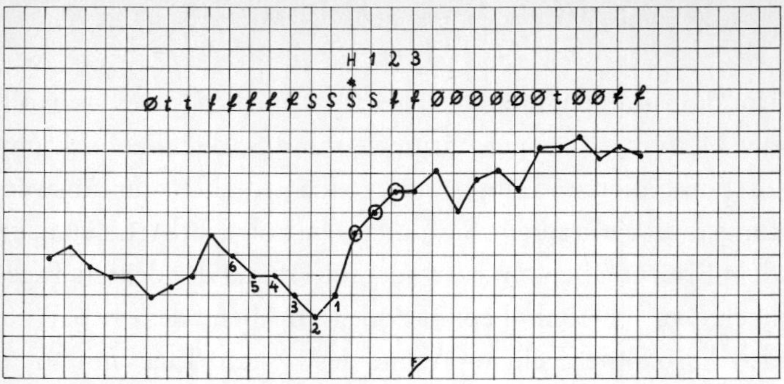

Abb. 14: Die Kombinationsmethode (1. Variante)

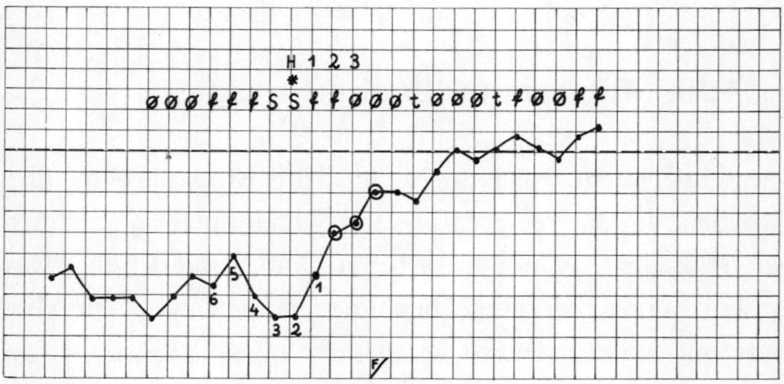

Abb. 15: Die Kombinationsmethode (2. Variante)

Der Gebärmutterhals ist zu diesem Zeitpunkt meist gut am oberen Ende der Scheide zu ertasten.

Je näher der Eisprung rückt, um so weicher wird der Muttermund (etwa so wie das Ohrläppchen). Seine Öffnung wird größer, und es läßt sich meist Schleim daraus entnehmen, wenn die Selbstuntersuchung mit zwei Fingern gemacht wird. Außerdem hebt sich der Muttermund in der Phase rund um den Eisprung in der Scheide etwas nach oben, weil sich die Gebärmutter leicht aufrichtet. Für manche Frauen ist er nun nur noch schwer zu tasten. Wenige Tage später sinkt der Gebärmutterhals wieder auf seine ursprüngliche Höhe, schließt sich und wird wieder fester. So bleibt er dann bis zur nächsten Regel.

Diese Untersuchungsergebnisse sollten zusammen mit der Temperaturmessung und der Schleimbeobachtung ins Kurvenblatt eingetragen werden (siehe Übersichtskurve Seiten 82 und 83), um alle Werte vergleichen zu können.

Eine Auswertungsregel gibt es für diesen Methodenteil bisher zwar nicht, weil noch zuwenig Forschungsergebnisse vorliegen. Die Muttermundbeobachtungen können dennoch hilfreich sein, zum Beispiel wenn die Temperatur- oder Schleimwerte nicht verwendbar sind. Auch für Frauen, die häufig Verkehr und dadurch Probleme bei der Interpretation ihrer Schleimmuster haben, ist die Muttermundmethode sinnvoll und kann die Meßergebnisse bestätigen. Die Untersuchung selbst, die einmal pro Tag gemacht werden soll, geht so vor sich: nachdem die Blase entleert ist, werden ein oder zwei saubere Finger vorsichtig an der Scheidenhinterwand nach hinten oben geschoben. Das ist im Liegen (mit angezogenen Beinen), in der Hocke oder im Stehen (mit einem angehobenen Bein) möglich. Jede Frau wird schnell selbst herausfinden, in welcher Haltung ihr die Selbstuntersuchung am leichtesten fällt. Bei dieser Haltung sollte sie dann bleiben, um sicher beurteilen zu können, wann der Muttermund beginnt, sich anzuheben. Im Liegen fühlt sich das etwas anders an als im Sitzen. Außerdem sind die Ergebnisse nur vergleich-

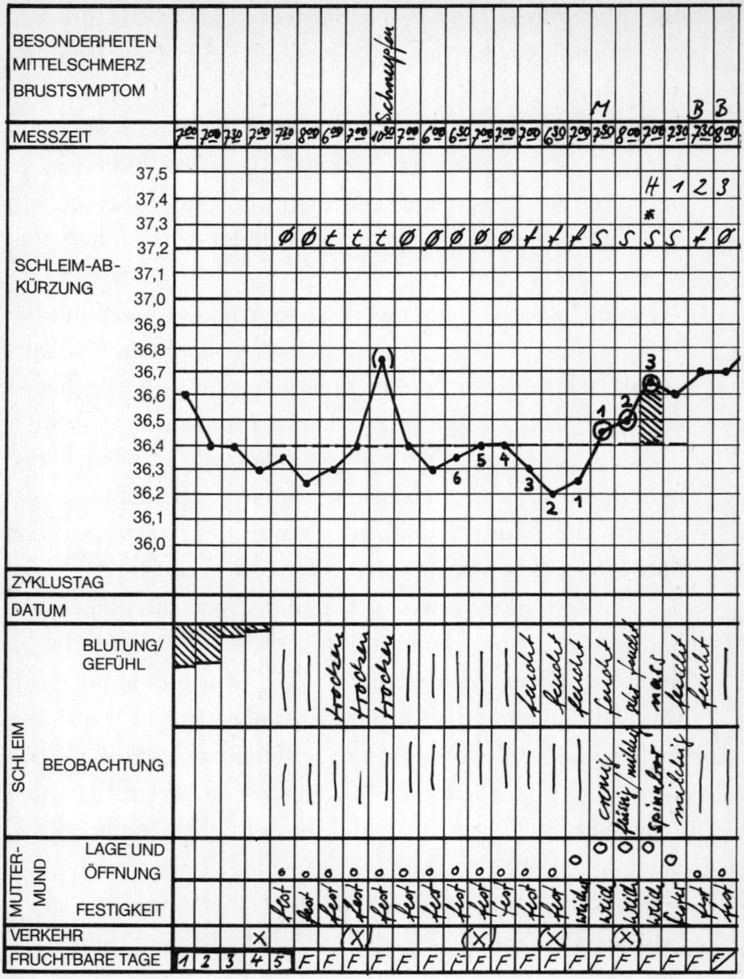
BESONDERHEITEN
MITTELSCHMERZ
BRUSTSYMPTOM
MESSZEIT
37,5
37,4
37,3
37,2
SCHLEIM-AB-
KÜRZUNG
37,1
37,0
36,9
36,8
36,7
36,6
36,5
36,4
36,3
36,2
36,1
36,0
ZYKLUSTAG
DATUM
BLUTUNG/
GEFÜHL
SCHLEIM
BEOBACHTUNG
MUTTER-
MUND
LAGE UND
ÖFFNUNG
FESTIGKEIT
VERKEHR
FRUCHTBARE TAGE

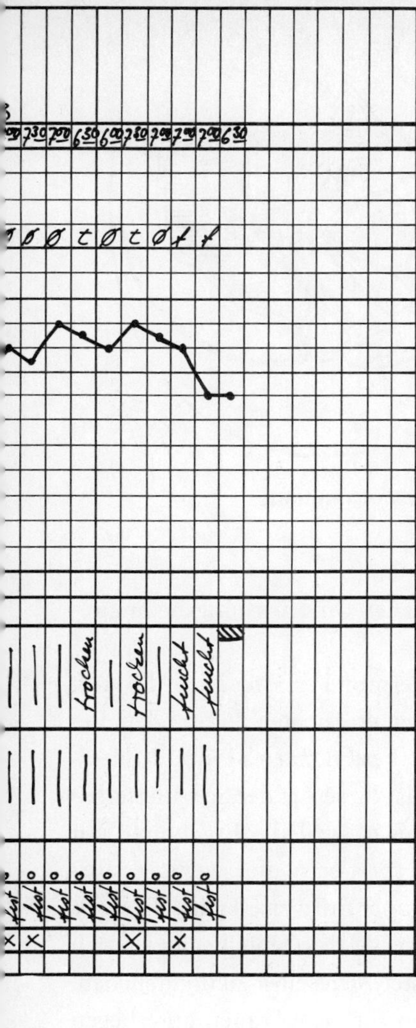

Alle notwendigen bzw. möglichen Eintragungen sind auf dieser Übersichtskurve zusammengefaßt: Die Blutungsdauer und -stärke, die Meßzeiten, die Temperaturwerte, die Schleimbeobachtungen und die abgekürzten Schleimbewertungen, ein in Klammern gesetzter Ausreißerwert (bedingt durch Schnupfen und spätes Aufstehen), der ausgewertete Temperaturanstieg und der Schleimhöhepunkt, **M** und **B** für Mittelschmerz und Brustsymptom, die Ergebnisse der Muttermund-Selbstuntersuchungen, Eintragungen für ungeschützten und geschützten Geschlechtsverkehr (in Klammern gesetzt), die ersten fünf unfruchtbaren und die darauf folgenden fruchtbaren Tage (gekennzeichnet mit **F/** für den Tag, an dessen Abend wieder ungeschützter Geschlechtsverkehr möglich ist).

Am Rand des Kurvenvordruckes auf Seiten 158/159 sind außerdem Eintragungsmöglichkeiten für die Berechnung der unfruchtbaren Tage vor dem Eisprung, wenn 12 Zyklen-Längen bekannt sind bzw. 12 Temperatur-Kurven vorliegen.

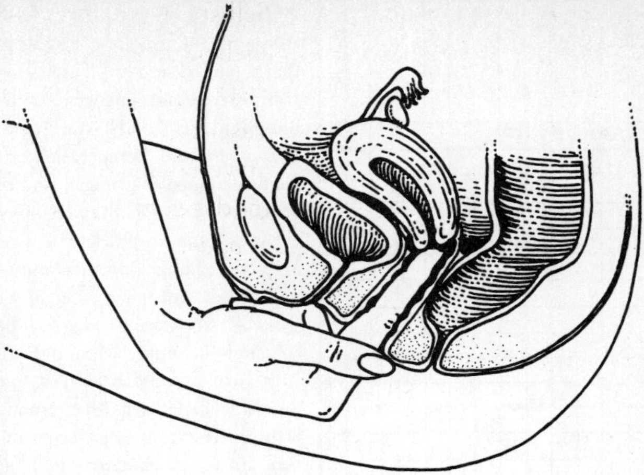

Abb. 16: Selbstuntersuchung des Muttermundes

bar, wenn sie unter immer gleichen Untersuchungsbedingungen zustande kommen.

Sobald der Finger den Muttermund ertastet hat (Abb. 16), sollte versucht werden, mit einer leichten kreisenden Bewegung den Öffnungs- und Festigkeitsgrad des Muttermundes festzustellen. An sich ist diese Art der Selbstuntersuchung sehr einfach und hilfreich, weil die Ergebnisse mit einiger Erfahrung gut zu interpretieren und weniger störbar als beispielsweise die Temperaturwerte sind. Dennoch fällt vielen Frauen gerade dieser Methodenteil schwer, weil es sie einige Überwindung kostet, sich selbst zu untersuchen. Das ist sehr verständlich, denn für viele Frauen unterliegen ihre eigenen Geschlechtsteile einer Art Tabu, und sie haben sie noch nie wirklich aufmerksam angeschaut oder gar ertastet.

Ein anderer Vorbehalt gegen die Selbstuntersuchung ist die Angst davor, möglicherweise schädliche Keime zum Muttermund hinaufzutragen. Diese Sorge ist unbegründet, solange sich eine Frau vorher die Hände wäscht. Dann passiert ihr genausowenig wie beim Geschlechtsverkehr mit einem gesunden, körperlich gepflegten Mann (der ja im übrigen auch nicht vorher in Desinfektionsmitteln badet).

Weitere Körperzeichen

Außer den Schleim- und Muttermundveränderungen und dem Temperaturanstieg können Frauen vielfach noch andere Körperzeichen an sich entdecken, die auf die Eisprungphase bzw. auf den Beginn der Gelbkörperaktivität hindeuten. Auch diese Zeichen sollten mit im Kurvenblatt vermerkt werden, um die Interpretation der Beobachtungen weiter abzusichern.

Eines dieser Zeichen ist der *Mittelschmerz*, der abgekürzt mit einem M in die Kurve eingetragen werden kann (siehe Übersichtskurve Seiten 82 und 83). Er äußert sich in einem leichten bis starken Ziehen oder Druckgefühl im Unterleib und ist oft im Bereich desjenigen Eierstocks am intensivsten, aus dem die Eizelle springt. Manche Frauen empfinden es in der Eisprungphase außerdem als unangenehm, sich hinzusetzen. Es fühlt sich an, als würden die inneren Organe etwas nach oben gestaucht.

Wieder andere Frauen fühlen sich rund um den Eisprung wie aufgebläht, der Bauch spannt und ist empfindlich. Manchmal zeigt sich in diesen Tagen auch eine leichte Blutung, die *Mittelblutung* genannt wird und eingetragen werden sollte (siehe hierzu auch Seite 55). Gelegentlich ist der Zervixschleim auch nur von kleinen roten oder bräunlichen Fäden durchzogen, und nur ganz selten hat die Mittelblutung Menstruationsstärke. Das ist, insbesondere wenn die Eireifungsphase sehr lang war, etwas irreführend, weil eine echte Menstruation und eine starke Mittelblutung unter Umständen nicht voneinander unterschieden werden können. Es erklärt sich auf diese Weise vielleicht auch, warum manche Frauen schwanger wurden, obwohl sie zum Zeitpunkt des Geschlechtsverkehrs vermeintlich ihre Tage hatten. In Wirklichkeit handelte es sich hier wohl um eine starke Mittelblutung.

Der Eisprung kündigt sich bei vielen Frauen außerdem durch weitere Zeichen an: ihre *Lust auf Sex* nimmt zu; sie fühlen sich körperlich und geistig leistungsfähig, sind gut gestimmt und aktiv. Daß der Eisprung vorüber ist, merken viele Frauen dann daran, daß ihre Brüste mehr oder weniger spannen. Auch dieses Zeichen sollte abgekürzt, zum Beispiel mit einem B in die Kurve eingetragen werden.

Die unfruchtbaren Tage vor dem Eisprung

Die bisher vorgestellten Methodenteile sind dafür konzipiert, herauszufinden, wann der Eisprung vorüber ist und die unfruchtbare Phase bis zur Menstruation beginnt. Damit ist aber noch nichts über den Zeitraum zwischen Menstruation und Ovulation gesagt, in der es ebenfalls unfruchtbare Tage gibt.

Diese Tage mit hundertprozentiger Sicherheit herauszufinden, ist jedoch bis heute nicht möglich, weil Verschiebungen im Zyklusrhythmus jederzeit vorkommen können. Außerdem muß in alle Überlegungen zu diesem Thema einbezogen werden, daß die Samenfäden des Mannes mindestens drei Tage im Körper der Frau überlebens- und befruchtungsfähig bleiben. Ein Geschlechtsverkehr, der drei Tage vor dem Eisprung stattfindet, kann also leicht noch zur Befruchtung führen, während ein deutliches Schleimsignal möglicherweise erst zwei Tage vor der Ovulation auftritt. Deshalb gibt es verschiedene Hilfskonstruktionen, bei denen Durchschnittsrechnungen und Körperbeobachtungen kombiniert werden.

Für Paare, die mit der natürlichen Familienplanung beginnen und noch keinerlei Zyklusaufzeichnungen haben, gilt folgende Regel: Im ersten Beobachtungszyklus gilt bereits der erste Tag als potentiell fruchtbar. Es sollte kein ungeschützter Verkehr stattfinden. Hierfür gibt es einen plausiblen Grund. Die vermeintliche Menstruation kann, wie auf Seite 55 beschrieben, in Wirklichkeit eine Mittelblutung sein. Würde ein Paar jetzt miteinander schlafen, würde die Frau mit hoher Wahrscheinlichkeit schwanger.

Erst im zweiten Zyklus, wenn im Zyklus davor ein Temperaturanstieg stattgefunden hat, kann man davon ausgehen, daß die ersten fünf Zyklus-Tage – beginnend mit Tag eins der Menstruation – unfruchtbar sind.

Hat eine Frau allerdings Kalender-Aufzeichnungen über mindestens zwölf Zyklen und weiß, daß keiner davon kürzer als 26 Tage war, können ab dem zweiten Beobachtungszyklus die ersten sechs Tage als unfruchtbar gelten.

Diese Regel ist jedoch nicht ohne Ausnahme: Tritt nach dem Ende der Blutung innerhalb der ersten fünf oder sechs

Tage eine feuchte Empfindung auf, muß das als Beginn der potentiell fruchtbaren Phase angesehen werden. Dann gilt für die Bestimmung des letzten noch unfruchtbaren Tages vor dem Eisprung immer das Zeichen, das zuerst kommt, wenn man kein Risiko eingehen will.

Nachdem eine Frau zwölf Zyklen lang ihre Temperaturveränderungen und andere Körperzeichen notiert hat, kann sie die unfruchtbare Zeit vor dem Eisprung, in der ungeschützter Verkehr relativ sicher ist, noch etwas weiter ausdehnen. Dafür gibt es zwei verschiedene Berechnungsarten:

1. Erste höhere Messung minus acht Bei dieser Berechnungsweise bezieht man sich auf denjenigen unter den zwölf Zyklen, in dem die erste höhere Messung am frühesten zu beobachten war. Von diesem Tag zieht man acht Tage ab, dann hat man den letzten, wahrscheinlich noch unfruchtbaren Tag vor dem Eisprung errechnet. Diese Tage setzen sich zusammen aus:

- den beiden Tagen, um die der Eisprung vor der ersten höheren Messung liegen kann,
- den drei Tagen für die Befruchtungsfähigkeit der Spermien und
- zwei Sicherheitstagen.

Ein Beispiel macht diese Rechenweise deutlicher: Wenn der Tag der frühesten ersten höheren Messung in zwölf Zyklen der fünfzehnte Tag war, zieht man acht Tage ab und hat den siebten Zyklustag als letzten wahrscheinlich noch unfruchtbaren Tag vor dem Eisprung ermittelt.

Lag die erste höhere Messung in zwölf Zyklen vor dem zwölften Tag, gilt die Minus-acht-Regel jedoch nicht. Dann wird davon ausgegangen, daß die ersten fünf Tage unfruchtbar sind, bzw. es wird das Schleimzeichen als Orientierungspunkt genommen, wenn es innerhalb der ersten fünf Tage auftritt.

2. Kürzester Zyklus minus zwanzig Wenn eine Frau zwar noch keine zwölf Kurven hat, dafür aber die Länge der letzten zwölf Zyklen kennt, kann sie eine einfache Rechenregel anwenden, um die unfruchtbare Zeit vor dem Eisprung mit einiger Zuverlässigkeit zu ermitteln. Bei dieser Regel orientiert sie sich am kürzesten Zyklus und zieht zwanzig Tage davon ab. Die Tage, die unterm Strich übrigbleiben, gelten als unfruchtbar. Wenn der kürzeste Zyklus beispielsweise 27 Tage lang war, kommt sie nach Abzug von zwanzig Tagen auf sieben Tage. Die fruchtbare Zeit vor dem Eisprung beginnt für sie also am achten Tag nach Zyklusbeginn. Auch diese zwanzig Tage sind nicht zufällig gewählt. Sie setzen sich zusammen aus:

- maximal 16 Tagen für die Zeit zwischen Eisprung und Blutung,
- drei Tagen für die Lebensdauer der Spermien und
- einem Sicherheitstag.

Auch diese Rechenregel gilt nicht, wenn das Schleimzeichen innerhalb der nach der Berechnung unfruchtbaren Tage auftritt oder wenn der kürzeste Zyklus weniger als 25 Tage hatte.

Verhütung nach Absetzen der Pille

Anders als die natürliche Familienplanung, die nicht in die hormonellen Regelkreise der Frau eingreift, blockiert die Pille die Eireifung und den Eisprung. Setzt eine Frau die Pille ab, normalisiert sich der Zyklus fast immer wieder. Wie lange es allerdings dauert, bis der Eierstock die ersten hormonellen Signale von der Hypophyse bekommt und mit der Arbeit beginnt, kann niemand voraussagen. Der Eisprung kann zu dem für die Frau normalen Zeitpunkt stattfinden, vorverlegt sein oder sich um Wochen oder sogar um Monate hinauszögern. Eine verzögerte Eireifung ist dabei wahrscheinlicher als eine beschleunigte.

Da nicht abzuschätzen ist, wann der nächste Eisprung sein wird, gelten nur die ersten fünf Tage nach dem Absetzen der Pille als unfruchtbar, obwohl es noch Wochen dauern kann, bis es tatsächlich zur Ovulation kommt. Mit dem *Temperaturmessen* sollte aber bereits am ersten Tag der Regel begonnen werden. Für Paare, die keine zusätzlichen Verhütungsmittel anwenden wollen, kann sich dadurch eine lange Zeit der Enthaltsamkeit ergeben, die es ihnen schwermacht, sich mit der Methode anzufreunden.

Auch das Interpretieren des *Schleimmusters* kann anfangs schwierig sein. Denn in den ersten Wochen nach Absetzen der Pille kommt die Eireifung oft nur schubweise in Gang. Das Ei nimmt sozusagen mehrmals Anlauf, bevor es springt. Das Schleimmuster spiegelt das wider, indem die Schleimmenge immer wieder zu- und abnimmt bzw. der Schleim auftaucht, verschwindet, auftaucht, wieder verschwindet usw.

Für Frauen, die noch keine Erfahrung mit der Schleimbeobachtung haben, kann dieser erste Zyklus deshalb schwierig und irritierend sein. Sie sollten sich von einer Frau, die mit dieser Methode vertraut ist, oder einem kompetenten Unterweiser persönlich beraten lassen.

Eine andere Schwierigkeit kann dadurch entstehen, daß zwar Schleim auftritt, aber nur in sehr geringen Mengen. In diesem Fall kann die tägliche *Muttermunduntersuchung* deutlichere und leichter interpretierbare Ergebnisse bringen. Denn auch bei nur gering ausgeprägtem Schleimsymptom können die Muttermundveränderungen sehr deutlich sein.

Abgesehen von diesen Besonderheiten gelten auch für die Zeit nach Absetzen der Pille die Temperatur- und Schleimauswertungsregeln.

Verhütung in der Stillzeit

In den Kreis der fruchtbarkeitssteuernden Hormone gehört neben den Substanzen, die bereits vorgestellt wurden, noch ein weiteres Hormon, das *Prolaktin*. Es wird unter der Kontrolle des Hypothalamus von der Hirnanhangdrüse ausgeschüttet und taucht im Blut zum Beispiel in besonders stresshaften Situationen auf, außerdem während der Zyklusphase nach dem Eisprung und vor allem in der Stillzeit. Sein Name weist auf diese Hauptfunktion hin: pro = für, Laktation = Milchbildung. Hohe Prolaktinausschüttungen können außerdem durch verschiedene Medikamente, in erster Linie Psychopharmaka, hervorgerufen werden.

Ins Fortpflanzungsgeschehen greift das Prolaktin immer dann ein, wenn es eine bestimmte Konzentration im Blut überschritten hat. Dann hemmt es die Ausschüttung der eierstockstimulierenden Hypophysenhormone FSH und LH (siehe auch Seiten 46 bis 49) und verringert oder blockiert damit die Produktion von Östrogen und Progesteron. Bei sehr hohen Prolaktinausschüttungen ruht die Eierstocktätigkeit ganz.

Wie hoch der Prolaktinspiegel bei Frauen ist, die gerade geboren haben, richtet sich danach, ob und wie oft sie stillen. Füttert eine Frau ihr Baby mit der Flasche oder stillt beispielsweise nur ein- oder zweimal pro Tag, sinken die Prolaktinspiegel rasch ab. Ein Eisprung ist bei ihnen etwa in der vierten Woche nach der Geburt möglich.

Bei voll stillenden Frauen verläuft die Prolaktinausschüttung dagegen anders. Sie nimmt während der ersten zwölf Wochen nach der Entbindung nur wenig ab. Dieses Absinken des Prolaktinspiegels verläuft um so langsamer, je häufiger das Kind angelegt wird und je intensiver es saugt. Denn bei jeder Stimulierung der Brustwarze steigt die Prolaktinausschüttung steil an und fällt dann innerhalb der nächsten drei bis vier Stunden auf den Ausgangswert zurück. Je öfter und intensiver also eine Frau stillt, um so länger und sicherer wird das Prolaktin dazu beitragen, daß die Eierstöcke ruhen.

Deswegen gehen Mediziner heute davon aus, daß eine Frau, die voll stillt (also auch nachts mindestens einmal) bzw. deren Brustwarzen mindestens alle drei bis vier Stunden stimuliert werden (zum Beispiel auch dadurch, daß sie das Kind anlegt, um es zu trösten), in den ersten zehn bis zwölf Wochen nach der Geburt bei ungeschütztem Verkehr nur eine etwa einprozentige Wahrscheinlichkeit hat, schwanger zu werden.

Ab der zehnten Woche nach der Geburt nimmt die Wahrscheinlichkeit, daß es zum Eisprung kommt, immer mehr zu. Spätestens, wenn das Kind durchschläft und die Abstände zwischen zwei Stillmahlzeiten größer werden, muß eine Frau mit der Rückkehr ihrer Fruchtbarkeit rechnen. Der erste Eisprung kann also durchaus stattfinden, obwohl eine Frau noch stillt. Und es muß ihm auch keine Blutung vorausgehen. Typisch für diese Zeit der wiederkehrenden Fruchtbarkeit sind Zyklen mit langer Eireifung und kurzer Gelbkörperphase. Für Frauen, die sich in der Stillzeit auf natürliche Verhütung stützen wollen, gelten folgende Regeln.

- Die Stillzeitpunkte sollten nach Möglichkeit schon vom ersten Tag an in das Kurvenblatt, siehe Seite 159, eingetragen werden, um einen Überblick zu bekommen, ob die Abstände eng genug für die Unterdrückung des Eisprungs sind.
- Mit dem Temperaturmessen beginnt sie dagegen erst in der dritten Woche. Der Kurvenverlauf ist in der ersten Zeit meist noch sehr unruhig und enthält zum Teil große Ausreißer. Dieses Bild kann über Wochen bestehenbleiben. Oftmals beruhigt sich die Temperaturkurve erst einige Tage vor dem Eisprung. Manchmal sinkt sie in diesen Tagen auch deutlich um einige Zehntelgrade ab. Das ist wahrscheinlich auf den temperaturausgleichenden Effekt des Östrogens zurückzuführen, der sich auch bei nichtstillenden Frauen durch sehr ruhige, sehr selten sogar vollkommen lineare Kurvenverläufe während der Eireifungsphase bemerkbar macht. Nach dem Eisprung steigt die Temperatur deutlich an, und es ergibt sich, auch wenn eine Frau nachts häufiger stillt oder aufsteht, um ihr Kind zu versorgen, eine auswertbare Kurve. Trotzdem sollte das nächtliche Aufstehen im Kurvenblatt vermerkt werden, um den Morgenwert besser einschätzen zu können.
- Mit der Beobachtung des Schleims sollte begonnen werden, sobald kein Wochenfluß mehr auftritt. Wie das

Schleimmuster sich entwickelt, ist individuell sehr verschieden. Manche Mütter können wochenlang weder Schleim sehen noch empfinden. Sie haben eher ein trockenes, fast unangenehmes Gefühl. Ebenso kann sich aber auch ein dicklicher, zäher oder cremeartiger Schleim zeigen und über Tage oder Wochen unverändert bleiben. Manche Frauen erleben dagegen immer wieder einen Wechsel von trockenen Tagen zu Tagen mit Schleim von dicklicher oder dehnbarer Konsistenz. Wie auch immer das Schleimmuster aussieht, entscheidend sind erkennbare Veränderungen hin zu fruchtbarerem Schleim, denn damit kündigt sich die mögliche Rückkehr der Fruchtbarkeit an.

Um das Schleimsymptom auswerten zu können, gelten bestimmte Regeln:

- Das Gefühl der Trockenheit kann als Zeichen für noch bestehende Unfruchtbarkeit gewertet werden.
- Tritt Schleim auf, sollte bis zum Abend des vierten Tages nach dem Schleimhöhepunkt (siehe hierzu Seite 77) auf ungeschützten Verkehr verzichtet werden.
- Kommt es zu einer Blutung, ohne daß zuvor ein Eisprung stattgefunden hat und die Temperatur angestiegen ist, sollte mit ungeschütztem Verkehr bis zum Abend des vierten Tages nach Ende der Blutung gewartet werden.
- Ist der Schleim, der sich nach dem Ende des Wochenflusses zeigt, konstant weißlich, dicklich oder cremeartig, kann er als Zeichen für Unfruchtbarkeit angesehen werden. Erst wenn sich dieses Schleimmuster hin zu einer fruchtbareren Qualität ändert, also beispielsweise mehr, flüssiger oder spinnbar wird, muß die betreffende Frau

davon ausgehen, daß der Eisprung näher rückt. Für diesen Fall gilt die Regel wie in Punkt 2 beschrieben.

- Weil die durch sexuelle Erregung manchmal noch über Stunden erhöhte Scheidenfeuchtigkeit und die Samenflüssigkeit nach einem Verkehr die Schleimbeobachtung für einen halben bis einen ganzen Tag erschwert oder unmöglich macht, sollten Paare, die in dieser Situation keine zusätzlichen Verhütungsmittel benutzen wollen, mit dem nächsten Verkehr warten, bis die Frau ihr Schleimmuster wieder sicher interpretieren und feststellen kann, ob ihr Schleim bereits fruchtbarkeitsanzeigend ist oder nicht.
- Entwickelt sich in den Wochen nach der Geburt zum erstenmal wieder eine Temperaturhochlage, kann am Abend der vierten höheren Messung bzw. am vierten Abend nach dem Schleimhöhepunkt (je nachdem, was zuletzt kommt) davon ausgegangen werden, daß die unfruchtbare Phase nach dem Eisprung begonnen hat. Pendelt sich der Zyklus danach wieder auf das individuelle Muster ein, gelten die Verhütungsregeln, wie sie auf den Seiten 63 bis 89 beschrieben sind.

Wenn sie diese Regeln kennen und es trotz Kind schaffen, sie anzuwenden, kommen die meisten Frauen in der Stillzeit gut mit der natürlichen Verhütung zurecht. Problematisch wird es nur für die Frauen, die im Laufe der Wochen immer längere Phasen mit fruchtbarem Schleim und immer weniger trokkene Tage bei sich beobachten können. Das ist immer dann der Fall, wenn die Eireifung zwar in Gang kommt, der Eisprung dann aber doch ausbleibt. Frauen mit diesem Schleimmuster können entweder versuchen, durch die Selbstuntersuchung des Muttermundes eindeutigere Ergebnisse zu erhalten, oder müssen auf Verhütungsmittel (siehe Seite 123 bis 130) zurückgreifen, wenn sie nicht auf Geschlechtsverkehr verzichten möchten.

Verhütung in der Zeit vor dem Wechsel

Wenn die fruchtbaren Jahre der Frau enden, läßt die Eierstockaktivität immer mehr nach, bis die Ovarien schließlich ruhen. Dieser Prozeß, der meist im fünften Lebensjahrzehnt beginnt, vollzieht sich nicht über Nacht. Er kann wenige Wochen, ebensogut aber Jahre dauern. Natürlich spiegeln sich diese langsamen Veränderungen auch im Zyklus wider. Die Gelbkörperphasen werden kürzer, entsprechend verkürzen sich auch die Temperaturhochlagen. Der Zyklus kann dadurch insgesamt kürzer werden. Ebenso ist es möglich, daß er sich verlängert, weil die Eireifung langsamer anläuft. Zyklen mit einem sehr frühen Eisprung sind ebenfalls möglich. Der Eisprung kann aber auch ganz ausbleiben und erst nach ein oder zwei Zyklen wiederkehren.

Dieser Ablauf ist vollkommen normal. Für Frauen, die in dieser Zeit natürlich verhüten wollen, bringt es jedoch Probleme mit sich, wenn die Abstände zwischen zwei Blutungen sehr lang sind und der Eisprung oft ausbleibt. Konsequenterweise müßten Frauen und ihre Partner in dieser Zeit immer so lange auf Verkehr verzichten, bis die Eisprungzeichen eindeutig sind, oder sie müßten Verhütungsmittel anwenden.

Wenn sie das nicht wollen, können sie sich an folgende Regeln halten:

- Wenn nach Phasen der Trockenheit, die sehr lang sein können, Schleim auftritt (auch wenn er zäh oder dicklich und nicht flüssig oder spinnbar ist), sollte das als Zeichen für den Beginn der möglicherweise fruchtbaren Zeit gewertet und auf ungeschützten Verkehr verzichtet werden.
- Hat sich noch keine Temperaturhochlage entwickelt, sollte ungeschützter Verkehr nur dann abends stattfinden, wenn tagsüber kein Schleim gesehen oder gefühlt wurde.
- Die Abstände zwischen einem Geschlechtsverkehr und dem nächsten müssen immer so groß sein, daß die betreffende Frau in der Zwischenzeit eindeutig Trockenheit feststellen konnte.
- Solange sich keine eindeutige Temperaturhochlage entwickelt hat, sollte auf ungeschützten Verkehr verzichtet werden bis zum Abend des vierten Tages nach dem Ende des Schleimsymptoms, bis zum Abend des vierten Tages nach dem Ende einer Blutung oder bis zu dem Zeitpunkt, an dem der Muttermund drei Tage lang fest, geschlossen und niedrig in die Scheide hineinragt. Jede erneute Muttermund-Veränderung muß als Beginn der fruchtbaren Zeit gewertet werden.
- Hat der Eisprung stattgefunden, gelten die normalen Auswertungsregeln. Ungeschützter Verkehr ist also am Abend des dritten Tages nach der ersten höheren Messung oder drei Tage nach dem Schleimhöhepunkt möglich, je nachdem welches Zeichen zuletzt kommt.
- Läßt sich zuerst ein Eisprung feststellen, auf den dann eine Blutung folgt, so gilt sie als normale Menstruation. Ungeschützter Verkehr ist dann bis zum fünften Zyklustag möglich.

HILFSMITTEL FÜR DIE NATÜRLICHE VERHÜTUNG

- Thermometer
- Zyklus-Computer
- Das Farnkrautphänomen
- Kurvenblätter

Thermometer

Ganz ohne Hilfsmittel kommt man auch bei der natürlichen Verhütung nicht aus. Das wichtigste «Instrument» ist das Thermometer. In seiner traditionellen Form besteht es aus einem dünnwandigen Glashohlkörper, in den ein Reservoir und eine Kapillare für das Quecksilber eingearbeitet ist. Diese Thermometer kosten rund acht Mark, sind in Apotheken erhältlich und tragen ein Eichzeichen. Das bedeutet, diese Thermometer geben den Temperaturwert mit einer Abweichung vom absoluten Wert von plus/minus 0,1 °C an. Thermometer, bei deren Eich-Prüfung sich stärkere Abweichungen herausstellen, gelangen nicht in den Verkauf. Diese Thermometer sind also sehr genau, haben aber den Nachteil, daß die Meßzeit mit mindestens drei Minuten (bei rektaler Messung) etwas länger als bei den kleinen Schnellthermometern ist.

Das gleiche gilt für die sogenannten *Frauenthermometer*, die speziell für die natürliche Familienplanung entwickelt worden sind. Sie haben ein etwas größeres Format als herkömmliche Thermometer, und die Temperaturskala ist sehr weit auseinandergezogen. Das soll das Ablesen erleichtern. Nachteilig ist bei diesen Thermometern, daß die Meß-Skala nicht von 35 bis 42 °C reicht, sondern einen nur mit einer roten Linie gekennzeichneten Mittelwert angibt (er entspricht 36,9 °C). Alles, was darüberliegt, ist als Plus-Bereich gekennzeichnet, was darunterliegt als Minus-Bereich. Die Meßbreite reicht von 36,3 bis 37,5 °C. Diese Einteilung ohne Zahlen für die Temperaturwerte ist irritierend. Sie scheint sich auf die überholte Ansicht zu stützen, daß ein «normaler» Temperaturanstieg immer über 36,9 °C hinausgeht. Inzwischen weiß man, daß es Frauen gibt, die ein Temperaturniveau haben, das immer unter oder aber auch über der 36,9 °C-Grenze liegt. Die Basaltemperatur kann von einer Frau zur anderen zwischen 36 und 37,8 °C schwanken. Mit einem Preis von über 30 Mark ist das Frauenthermometer sehr teuer.

Günstiger sind dagegen die ebenfalls in Apotheken erhältlichen *Schnellthermometer*. Sie kosten rund sechs Mark und bestehen aus einem dünnen Ganz-Glaskörper mit feiner Quecksilberkapillare. Am oberen Ende ist ein kleiner Kunststoffgriff angebracht. Beim Zurückschlagen kann man das Thermometer daran gut festhalten. Es rutscht nicht so leicht aus der Hand. Zerbricht es dennoch, läuft das Quecksilber nicht aus. Die Glaskapillare ist so dünn, daß das Metall darin gewissermaßen festgehalten wird.

Ein weiterer Vorteil: die Meßzeit beträgt nur etwa ein bis zwei Minuten. Auch diese Thermometer sind geeicht, so daß man sich auf die Werte (richtiges Messen vorausgesetzt) verlassen kann.

Daß Thermometer mit plus/minus 0,1 °C vom absoluten Temperaturwert abweichen, hat für die natürliche Familienplanung übrigens keine Bedeutung. Denn die Abweichung bleibt immer konstant. Die physikalischen Eigenschaften des Quecksilbers ändern sich nicht von einem Tag oder Monat auf den anderen. Das Thermometer zeigt gegebenenfalls jeden Tag die gleiche Abweichung, so daß zwar die absolute Messung nicht ganz korrekt sein mag, die Werte sich aber dennoch vergleichen lassen. Das allein ist entscheidend, denn bei der Temperaturmethode geht es ja weniger darum, die

Körperwärme bis auf einen Hundertstelgrad zu messen, als vielmehr darum, die Werte in ihrer Relation zueinander zu beurteilen und einen Anstieg sicher zu erfassen. Diesen Anforderungen genügt das Quecksilberthermometer.

Brauchbar für die natürliche Verhütung sind auch die kleinen *Digital-Thermometer*, die man in jeder Apotheke bekommt. Sie sind ebenfalls geeicht und zeigen auch Hundertstelgrad an. Abweichungen um 0,1 bis 0,2 °C sind möglich. Diese Abweichungen sind jedoch ebenso wie beim Quecksilberthermometer konstant, so daß sich die Werte vergleichen lassen. Gegenüber herkömmlichen Thermometern haben die Elektronik-Meßgeräte zwei Vorteile: Sie sind mit nur einer Minute Meßzeit schneller, und die signalisieren das Ende der Meßzeit durch einen Piepton. Fehler in der Einschätzung der Zeit, wenn die Meßminuten morgens im Halbschlaf nur geschätzt werden, können deshalb beim Digital-Thermometer nicht vorkommen. Das Meßergebnis kann sofort abgelesen oder durch einen Knopfdruck gespeichert werden, um es abends in die Kurve zu übertragen. Für Familien, in denen das Thermometer von Kindern und Eltern gemeinsam benutzt wird, sind kleine Einmal-Hüllen in der Apotheke erhältlich. Wird es nur von der Frau benutzt, genügt bei oraler Messung gelegentliches lauwarmes Abspülen, bei rektaler Messung tägliches Abreiben mit Alkohol.

Diese einfachen Hygiene-Regeln gelten übrigens auch für Quecksilberthermometer.

Zyklus-Computer

Aufwendiger und um einiges teurer sind die Zyklus-Computer mit integriertem Thermometer, deren erste Modelle bereits Anfang der achtziger Jahre auf den deutschen Markt kamen. Inzwischen sind die Geräte kleiner und handlicher geworden. Ihre Preise liegen zwischen etwa 150 und über 1000 Mark, je nachdem, wie ausgefeilt und leistungsfähig ihre Elektronik ist. Sie sollen das Führen und Auswerten von Kurvenblättern überflüssig, die natürliche Verhütung sicherer, einfacher und bequemer machen, indem sie unfruchtbare und fruchtbare Zeiten, meist mit einem grünen oder roten Signal, anzeigen. Dies Versprechen hielten nach Studien der Arbeitsgruppe NFP, die 1992 am Städtischen Krankenhaus Benrath durchgeführt wurden[8], die Geräte *Cyclotest* und *Ladycomp*. Allerdings nur nach den Regeln und mit der Präzision einer reinen Temperatur-Methode. Das heißt: Es werden meist mindestens elf als «fruchtbar» angenommene Tage pro Zyklus signalisiert, an denen entweder auf Verkehr verzichtet oder Verhütungsmittel angewendet werden müssen. Und wenn die Aufwach-Temperatur, zum Beispiel durch Fieber oder Alkohol, «Ausreißer» hat, zeigt das Gerät – um auf der sicheren Seite zu bleiben – in manchen Zyklen sogar 16 und mehr Rot-Signale für «empfängliche» Tage an.

Inzwischen ist eine neue Computer-Generation mit Programmen in der Entwicklung, die auch die Veränderungen des Zervix-Schleims mit in die Berechnungen einbezieht und so der Symptothermalen Methode nahekommt.

Ein anderes, in England entwickeltes Gerät, der *Cue Fertility Monitor*, mißt über eine Vaginal- und eine Oralsonde die zyklischen Spannungsveränderungen im Zervicalsekret und im Speichel und nutzt diese Ergebnisse zur Bestimmung der fruchtbaren Tage.[9]

Die Düsseldorfer NFP-Wissenschaftler und mehrere europäische Gynäkologen haben darüber hinaus in Feldversuchen mit rund 1000 Frauen einen elektronisch gestützten Hormonbestimmungstest (Östrogen und Gelbkörperhormon) der britischen Firma *Unipath* getestet. Es wird unter dem Namen «PERSONA» angeboten: In ein kleines Gerät, nicht viel größer als ein Brillenetui, wird ein mit Morgenurin getränkter Teststreifen eingelegt, die Hormonkonzentrationen vom Computer abgelesen und mit einer roten oder grünen Anzeige für empfänglich oder nicht empfänglich ausgewertet. Außerdem gibt der Computer an, wann der nächste Test gemacht werden sollte. Etwa achtmal muß der Test pro Zyklus wiederholt werden. Die NFP-Forscher gehen davon aus, daß sich mit diesem Testverfahren diejenigen sieben Zyklustage sicher bestimmen lassen werden, an denen eine Empfängnis hochwahrscheinlich ist. Das Test-Set ist demnächst auch in Deutschland erhältlich. Der Computer plus ein Monats-Startset mit Test-Streifen wird ca. 150 Mark kosten. Weitere Teststreifen, die man monatlich nachkaufen müßte, werden ca. 25 bis 30 Mark kosten. PERSONA ist nicht geeignet für Frauen, die sich einer Hormonbehandlung unterziehen, stillen oder Anzeichen beginnender Wechseljahre an sich feststellen.

Für wen sind die neuen Zyklus-Computer nicht geeignet? Die kleinen elektronischen Geräte müssen – wenn sie als Hilfsmittel zur Empfängnisverhütung angewendet werden – immer so weit wie möglich auf der sicheren Seite bleiben. Bei sehr langen und/oder sehr unregelmäßigen Zyklusverläufen kommen deshalb auch sehr lange Zeiten zustande, in denen die Geräte Verkehr nicht «erlauben». Die Sexualität wird unvertretbar stark eingeschränkt.

Solche Zyklusmuster sind vor allem für die Zeit der Pubertät, bzw. die ersten Jahre danach und für die beginnenden Wechseljahre typisch. In diesen Lebensphasen sind entweder andere Verhütungsmittel sinnvoll oder eine Kombination aus Körperbeobachtung und Verhütungsmitteln.

Das Farnkrautphänomen

Sowohl im Speichel, als auch im Zervixschleim zeigen sich hormonell bedingte, zyklische Veränderungen. Sie lassen sich mit einer stark vergrößernden Optik oder unter dem Mikroskop erkennen. Dazu streicht man Speichel oder Schleim auf einem Objektträger dünn aus und läßt die Flüssigkeit trocknen. Es bilden sich feine kristalline Strukturen, die in der Zeit kurz vor und nach dem Eisprung stark an Farnkraut erinnern. Dieses Phänomen ist Frauenärzten schon seit langem bekannt. Früher wurde es in der Hormon-Diagnostik genutzt. Inzwischen sind kleine, sehr stark vergrößernde optische Geräte auf dem Markt, mit deren Hilfe jede Frau beobachten kann, ob und wann bei ihr das Farnkrautphänomen auftritt.

Für Frauen, die mit Hilfe der natürlichen Methoden

Geräte und Tests zur Zyklus-Kontrolle		
Was wird gemessen / getestet	**Mess- und Testmethoden**	**Produkte**
Basaltemperatur	elektronische Thermometer und Temperaturcomputer	Anne, Rite-time, Babycomp/Ladycomp, Cyclotest D, Cyclotest 2 Plus, Bioself und Bioself 110
Zyklus-Hormone	Urintests	Ovustick, Persona, Progestinin, Safeplan, Oveia-Dual-Analyser Ovarian Monitor
Zervix-Schleim	Menge, Spinnbarkeit, Enzymaktivitäten, Farnkrautphänomen getestet in Schleimproben	Rovumeter, PG 53/PC 2000
Farnkrautphänomen	Speicheltest	Rovumeter PG 53/ PC 2000 Donna
Elektrische Leitfähigkeit bzw. Widerstand	Schleim und Speichel-Kombitest	CUE-Fertility-Monitor, DIST 4

Übersicht nach G. Freundl, NFP-Journal, März 1997

schwanger werden wollen, ist dieser einfache Test eine sinnvolle Ergänzung zu anderen Methoden, die voraussichtlich fruchtbaren Tage noch sicherer einzukreisen. (Siehe hierzu auch Seiten 141 und 151).

Für Frauen, die sehr sicher verhüten wollen, gilt das nicht:

Da sich die kristallinen Strukturen häufig erst sehr kurz vor dem Eisprung verändern, sind die Geräte eher als eine Ergänzung zur natürlichen Verhütung anzusehen und nicht als alleinige Methode.

Kurvenblätter

Im Hinblick auf die Kurvenblätter bleibt noch manches zu wünschen übrig. In den Apotheken gibt es lediglich einfache Blätter für die Aufzeichnung der Temperatur-Zyklen. Vordrucke, in die sowohl die Temperaturwerte als auch die Beobachtungen der Schleim- und Muttermundveränderungen und alle anderen Beobachtungen einschließlich der Meßzeit eingetragen werden können, sind zur Zeit im freien Handel nicht zu bekommen. Aus diesem Grund finden Sie am Ende dieses Buches einen Kurven-Vordruck, den Sie entweder auf DIN-A 4-Format umzeichnen oder mit dem Kopierer vergrößern und entsprechend vervielfältigen können.

DIE SICHERHEIT

- Der Pearl-Index
- Faktoren sicherer Verhütung

Eines der wichtigsten Kriterien zur Beurteilung von Verhütungsmitteln ist naturgemäß ihre Sicherheit. So verdankt beispielsweise die Pille ihren großen Zuspruch ihrer hohen Sicherheit. Die Wahrscheinlichkeit, trotz Pille schwanger zu werden, ist – zumindest theoretisch – nahe Null.

Der Pearl-Index

Um nun die verhütende Wirkung der einzelnen Methoden miteinander vergleichen zu können, wenden Wissenschaftler und Mediziner weltweit ein einfaches Schema an: den Pearl-Index. Dieser Berechnungsmodus wurde 1932 von dem amerikanischen Statistiker Raymond Pearl entwickelt. Er basiert auf der Formel: ungewollte Schwangerschaften pro hundert Frauen und ein Jahr Anwendung einer bestimmten Methode. Man spricht auch von Schwangerschaften pro hundert Frauenjahre. Auf eine einzelne Frau bezogen, lautet der Pearl-Index: Anzahl der ungeplanten Schwangerschaften, wenn eine Frau ein Verhütungsmittel hundert Jahre anwenden würde.

Verhütungsmittel, wie zum Beispiel die Spirale, gelten nach dem Pearl-Schema als «sicher», es kommen nur etwa ein bis drei Schwangerschaften auf hundert Frauenjahre.

Auf den ersten Blick erscheint das wirklich wenig. Bezieht man jedoch diese Zahl auf die gesamte Spanne der fruchtbaren Jahre einer Frau, die rund vier Jahrzehnte umfassen kann, so ist selbst bei einem als so sicher geltenden Mittel wie der Spirale die Wahrscheinlichkeit groß, damit zumindest einmal ungewollt schwanger zu werden, wenn es ausschließlich angewendet wird. Begriffe wie Sicherheit und Unsicherheit relativieren sich damit etwas, denn hundertprozentige Zuverlässigkeit gibt es nun einmal nicht.

Außerdem berücksichtigt das Pearl-Schema nicht, daß sich die Sicherheit einzelner Verhütungsmethoden mit der Dauer ihrer Anwendung verändern kann. So ist beispielsweise das Schwangerschaftsrisiko einer Frau, die mit der natürlichen Familienplanung erst anfängt, größer als das einer Frau, die ihr Zyklusmuster bereits gut kennt und Erfahrungen mit sich und der Methode hat.

Eine Frau, die mit der Pille verhütet, kann dagegen im Laufe der Zeit eine immer größer werdende innere Abneigung entwickeln, jeden Tag ein Medikament zu nehmen oder regelmäßig stundenlang beim Arzt zu warten, um dann kurz untersucht zu werden und ein Rezept zu bekommen. Die mögliche Folge: sie vergißt häufiger, ihre Pille zu nehmen, und ist nicht mehr sicher geschützt.

Ebensogut kann es auch andersherum sein: Die Pillen-Frau akzeptiert ihre Methode und gewöhnt sich daran wie ans Zähneputzen; die natürlich verhütende Frau dagegen wird es leid, jeden Tag zu messen und während der fruchtbaren Tage auf ungeschützten Verkehr zu verzichten.

Was der Pearl-Index auch nicht einbezieht: die Fruchtbarkeit der Frau nimmt nach dem 35. Lebensjahr langsam ab. Die Sicherheit aller Verhütungsmittel wird automatisch größer.

Faktoren sicherer Verhütung

Um Pearl-Index-Zahlen, mit denen in der Öffentlichkeit durchaus Stimmung für oder gegen bestimmte Verhütungsmethoden gemacht wird, richtig lesen und einschätzen zu können, muß man zudem wissen, daß sich für jede Methode eine theoretische und eine praktische Sicherheit ermitteln läßt. Deswegen schlüsseln Wissenschaftler die Sicherheit von Verhütungsmitteln auch nicht nur im Vergleich der verschiedenen Methoden untereinander auf. Sie unterscheiden auch die Gründe, aus denen ungeplante Schwangerschaften zustande kommen:

- Durch Methodenfehler, also wenn die Methode nicht richtig und regelmäßig angewendet wurde.
- Durch Unterweisungsfehler, also wenn eine Frau nicht sorgfältig informiert und während der ersten Anwendungszyklen begleitend beraten wurde.
- Durch Anwendungsfehler, also wenn ein Verhütungsmittel einfach weggelassen oder wichtige Regeln einer Methode von den Benutzern nicht beachtet wurden.

Schlüsselt man die Zuverlässigkeit einer Methode in dieser Weise auf, bekommt man einen differenzierteren und realistischeren Überblick und macht nicht den Fehler, Äpfel mit Birnen vergleichen zu wollen, wie es gerade bei der Verhütungssicherheit immer wieder geschieht. Zum Beispiel dann, wenn die Methodensicherheit der Pille, die einen Pearl-Index von unter 1 hat, mit der Anwendungssicherheit der natürlichen Methoden verglichen wird, die in verschiedenen Untersuchungen mit Index-Zahlen von bis zu sechzehn Schwangerschaften angegeben wird. Bleibt man dagegen für beides auf der gleichen Beurteilungsebene und vergleicht die Methodensicherheit der Pille mit der der symptothermalen Methode, so ist der Unterschied kaum noch nennenswert. Döring gibt für diese Kombination von Schleim- und Temperaturbeobachtung eine Methodensicherheit von ebenfalls unter 1 an.

Die landläufige Meinung, natürliche Verhütung sei grundsätzlich unsicher, läßt sich auf diese Weise durch die vorhandenen Zahlen leicht entkräften. Andererseits muß man aber auch zu bedenken geben, daß Unterweisungs- und Anwendungsfehler bei der natürlichen Verhütung derzeit noch wahrscheinlicher sind als bei der Pille. Zum einen ist die Erstinformation und die Handhabung der Pille und erst recht der Spirale einfacher als die der natürlichen Methoden. Zum anderen ist der Informationsstand längst nicht bei allen Frauenärzten so groß, daß sie eine Frau oder ein Paar wirklich umfassend in natürlicher Verhütung unterweisen können. Professor Kurt Loeweit vom Institut für medizinische Biologie und Genetik der Universität Innsbruck hat diese Situation auf den Punkt gebracht:

«Wir Ärzte haben noch vielfach ein beträchtliches Informationsdefizit über sogenannte natürliche Familienplanungsmethoden. Dieser Umstand läßt die generelle Skepsis gegenüber NFP als irrational oder doch zumindest als undifferenziert erscheinen.»[10]

Diese, aus Wissenslücken entstehende, irrationale Ablehnung hat jedoch nicht nur zur Folge, daß ratsuchende Frauen von Ärzten, auf die diese Charakterisierung zutrifft, wenig brauchbare Hilfe zu erwarten haben. Sie werden, wenn sie dem Arzt gegenüber dennoch bei ihrem Wunsch bleiben, natürliche Methoden anzuwenden, und Informationen von ihm bekommen, wahrscheinlich wenig sicher bei der Anwendung sein. Denn sie sind nicht nur mangelhaft unterwiesen, sondern es überträgt sich auf sie möglicherweise auch die Unsicherheit des Arztes gegenüber der Methode.

Die Hannoveraner Sozialwissenschaftler Karl Oeter und

Michael Wilken schreiben dazu in einer vielbeachteten Grundlagenarbeit, daß Frauen und Männer «Schwangerschaftsverhütungsmittel dann besonders oft falsch anwenden oder ablehnen, wenn sie eine auch nur unbewußte Abwehr ihres Arztes bemerken».

Es ist deshalb zu vermuten, daß die Zahl der durch Unterweisungs- und Anwendungsfehler bedingten ungewollten Schwangerschaften bei der natürlichen Verhütung um einiges zurückgehen wird, wenn diese Methode unter Ärzten – die immerhin das Beratungs-Monopol für das Thema Verhütung beanspruchen – auf mehr Fortbildungsinteresse und emotionale Akzeptanz stößt.

Geht man von dem aus, was in den medizinischen Fachzeitschriften der letzten Zeit publiziert worden ist, stehen die Zeichen günstig. Es wird jedoch bei der Übersetzung dieses zunächst erst theoretischen Interesses in die tägliche Praxis noch die Frage sein, wie der normale Frauenarzt die aufwendige Unterweisung und Betreuung der Frauen und ihrer Partner mit dem kassenärztlichen Abrechnungssystem in Einklang bringen kann. Denn die Erfahrungen aus Einzelberatungen haben gezeigt, daß ausführliche Beratungen im mindestens vierzehntägigen Rhythmus über etwa drei Monate hinweg das Minimum sind. Pro Beratungs- bzw. Unterweisungstermin ist mindestens eine halbe bis eine Stunde anzusetzen.

Für einen niedergelassenen Frauenarzt ist das ein enormer Zeitaufwand, wenn man berücksichtigt, daß eine Begegnung zwischen der Frau und ihrem Arzt normalerweise nur wenige Minuten dauert.

Außerdem ist eine so intensive Beratung auch eine finanzielle Belastung für den Arzt. Denn ganz gleich ob er der Frau nur schnell ein Rezept ausstellt oder ob er sie eine Stunde lang berät, er bekommt von den gesetzlichen Krankenkassen nur einen Pauschalbetrag von unter zehn Mark.

Doch selbst im Idealfall, wenn also eine Frau oder ein Paar gut und umfassend unterwiesen und während der ersten Zyklen beratend begleitet wurden, heißt das noch nicht automatisch, daß sie mit den natürlichen Methoden so sicher verhüten werden, wie es theoretisch möglich wäre.

Eine ganz entscheidende Rolle spielt neben dem Verhalten des Arztes/Beraters auch ihre persönliche Motivation, noch (weitere) Kinder zu bekommen. Umfassende internationale Studien haben den Zusammenhang zwischen der Familienplanungsabsicht und der Verhütungssicherheit herausgearbeitet. Danach erreichten zum Beispiel kanadische Paare, die auf keinen Fall eine weitere Schwangerschaft wollten, mit natürlicher Familienplanung einen Pearl-Index von 1,09. Eine andere Gruppe von ebenfalls kanadischen Paaren, die sich noch weitere Kinder wünschten, aber einen gewissen Abstand bis zum nächsten Baby einhalten wollten, kamen dagegen mit der gleichen Methode auf einen Pearl-Index von 16,09.[11]

Faßt man das alles zusammen, wird deutlich, daß sich die Sicherheit einer Verhütungsmethode immer aus einer ganzen Reihe von verschiedenen Faktoren ergibt. In welchem Umfang diese Faktoren für das jeweilige Paar wirksam sind, entscheidet mit darüber, wie sicher eine ungewollte Schwangerschaft vermieden werden kann. Mit einer einzigen Pearl-Index-Zahl läßt sich also nichts darüber aussagen, wie sicher die natürliche Verhütung im Einzelfall sein wird. Darum folgen jetzt, nur als Richtwerte, die Index-Zahlen zur Methodensicherheit der verschiedenen natürlichen Empfängnisverhütungs-Möglichkeiten, so wie auch die Hersteller von Pillen und Spiralen meist nur die für sie günstige methodisch erreichbare Sicherheit angeben:

- Wird die Kombination aus Temperatur- und Schleimbeobachtung zur Feststellung der unfruchtbaren Zeit nach dem Eisprung angewendet und in der Phase vor der Ovulation auf Geschlechtsverkehr verzichtet, ist eine Schwangerschaft praktisch ausgeschlossen. Der Pearl-Index liegt nahe Null.
- Werden die ersten fünf bzw. sechs Tage hinzugenommen und die Regel: früheste erste höhere Messung minus acht bzw. kürzester Zyklus minus 20 (siehe auch Seiten 88 und 89) angewendet, steigt der Pearl-Index auf 1 an, weil die Möglichkeiten zur Bestimmung des unfruchtbaren Zeitraums vor dem Eisprung etwas unsicherer sind als die für die Phase nach der Ovulation.
- Überschreitet ein Paar diese errechneten Grenzen und zieht zur Bestimmung der unfruchtbaren Zeit am Zyklusanfang nur die Schleimbeobachtung heran, steigt der Index auf 5. Das liegt an der Schwierigkeit, den Übergang von der trockenen Phase zum Auftreten des Schleimsymptoms sicher zu erkennen.
- Die zusätzliche Selbstuntersuchung des Muttermundes scheint nach den bisherigen Erfahrungen die Zuverlässigkeit in der Bestimmung der fruchtbaren und unfruchtbaren Tage zwar zu erhöhen, aber es gibt bisher noch keine gesicherten Ergebnisse, die sich in Form einer Index-Zahl für die Methodensicherheit dieses Teils der natürlichen Familienplanung ausdrücken lassen.

KOMBINATION DER NATÜRLICHEN VERHÜTUNG MIT ANDEREN METHODEN

- Sexualität ohne Geschlechtsverkehr
- Kondome
- Das Diaphragma
- Coitus interruptus
- Scheidenspülungen
- Sicherheit

Anders als bei allen anderen Verhütungsmethoden sind die Anwender der natürlichen Möglichkeiten zur Empfängnisregelung gezwungen, während der fruchtbaren Zyklustage auf den Geschlechtsverkehr zu verzichten, wenn sie den traditionellen religiösen Vorstellungen entsprechen wollen. Diese Wartezeiten können, speziell in den ersten Monaten, in denen ein Paar noch Erfahrungen sammelt, durchaus zwei Wochen und länger dauern. Das bedeutet unter Umständen, in mehr als der Hälfte der Zeit zwischen zwei Blutungen auf Geschlechtsverkehr verzichten zu müssen. Natürliche Verhütung wird deshalb auch als periodische Enthaltsamkeit bezeichnet. In fast allen Schriften zu diesem Thema weisen die Autoren darauf hin, daß diese Phasen der Enthaltsamkeit Frauen und Männern große Selbstdisziplin abverlangen. Neben der angeblichen Unsicherheit der Methoden sind die langen Karenzzeiten das zweite Hauptargument gegen natürliche Verhütung. Hält ein Paar sich an diese strenge Regel, hat es in der Tat wenig Spielraum, der sich dann noch weiter einengt, wenn Frau und Mann auch während der Periode auf Verkehr verzichten. Die Wirklichkeit sieht jedoch ganz anders aus.

Sexualität ohne Geschlechtsverkehr

Nach Untersuchungen der Katholischen Bundesarbeitsgemeinschaft für Beratung verzichtet ein großer Teil der natürlich verhütenden Paare zwar auf Geschlechtsverkehr, lebt aber in der fruchtbaren Zeit nicht enthaltsam. Über 70 Prozent haben andere Wege des sexuellen Beisammenseins (zum Beispiel Stimulation bis zum Orgasmus) gefunden.[12]

Damit schließen sie an eine sehr alte erotische Tradition an, denn bereits für die Menschen des Altertums war die körperliche Liebe ohne unmittelbaren Geschlechtsverkehr etwas, worin sich lustvolles Spiel und praktischer, familienplanerischer Nutzen vereinen ließen. Auf altgriechischen Vasenbildern ist diese Art des phantasievollen Liebesspiels dargestellt. Altindische Tempelreliefs zeugen von einer ähnlichen Kultur. Auch im Norden Europas war diese Art, Sexualität und Fruchtbarkeit zu trennen, bis in die Neuzeit hinein sehr verbreitet.

In der öffentlichen Meinung haben sich jedoch die puritanischen Moralisten durchgesetzt. Sie brachten den Begriff «Perversion» ins Spiel und diffamierten damit jede Form der Sexualität, die vom herkömmlichen Koitus abwich.

Das ist viele Jahrzehnte lang so geblieben – wenngleich man davon ausgehen kann, daß es immer eine Differenz zwischen moralischem Anspruch und gelebter sexueller Wirklichkeit gegeben hat.

Einen entscheidenden Schritt hin zur Anknüpfung an die alten Sitten unternahm in den siebziger Jahren die Frauenbewegung. Sie kritisierte nämlich die Vorstellung, nur Geschlechtsverkehr sei vollwertiger Sex.

Viele Paare, die natürlich verhüten, haben sich dieser Einstellung angeschlossen – auch wenn sie mit der Frauenbewegung möglicherweise nicht viel verbindet. Das ist aber auch gar nicht entscheidend. Wichtiger ist, daß Paare, die natürlich verhüten wollen, damit nicht automatisch auch eine neue Verzichts- und Enthaltsamkeits-Ethik akzeptieren. Der verantwortungsvolle und bewußte Umgang mit Fruchtbarkeit und der Verzicht auf Verhütungsmittel müssen also nicht zwangsläufig sexuelle Frustration hervorrufen. Im Gegenteil:

die Anregung der erotischen Phantasie kann das Liebesleben bereichern und die sexuellen Beziehungen zwischen Frauen und Männern vertiefen.

So einfach und sinnvoll es auch sein mag, während der fruchtbaren Tage auf Geschlechtsverkehr, nicht aber auf Sexualität, Zärtlichkeit und Nähe zu verzichten, so schwer ist es dennoch für viele Paare, ihre Gewohnheiten in dieser Weise zu verändern. Sofern sie es mit ihren religiösen und moralischen Vorstellungen vereinbaren können, haben sie auch die Möglichkeit, die fruchtbare Phase mit Hilfe von Verhütungsmitteln zu überbrücken.

Kondome

Nach den Untersuchungen der Katholischen Bundesarbeitsgemeinschaft steht unter den Anwendern natürlicher Verhütungsmethoden das Kondom als zusätzlich genutzter Empfängnisschutz an erster Stelle. 26 Prozent der Befragten wenden es an.[12] Diese Zahl deckt sich übrigens nahezu mit Angaben des Berufsverbandes der Frauenärzte, wonach 1995 rund 25 Prozent der bundesdeutschen Männer Kondome benutzten.[2]

Sie verwenden damit das einzige, speziell für den Mann konzipierte Verhütungsmittel. Das erste Modell eines solchen «Überziehers» hat es schon in der Antike gegeben. Damals benutzten Männer feinste Penishüllen aus Tierdärmen. Zu einem verbreiteten Mittel wurden Kondome jedoch erst im 16. Jahrhundert, als die gefürchtete Franzosenkrankheit, die Syphilis, sich auszubreiten begann. Schon damals wußte man, daß Kondome ein sicherer Schutz gegen sexuell übertragbare Krankheiten sein können. Die billige Massenproduktion von Kondomen war jedoch erst möglich, nachdem der amerikanische Chemiker Charles Goodyear Ende des 19. Jahrhunderts ein Verfahren zur Umwandlung von Rohkautschuk in Gummi entwickelt hatte.

In Deutschland begann 1920 der Leipziger Fabrikant Julius Fromm mit der Herstellung der ersten Markenpräservative. Doch diese Kondome waren noch recht unzulänglich. Es fehlte ihnen die Elastizität, und sie rissen leicht ein. Erst 1930 waren die technischen Voraussetzungen dafür gegeben, den Saft des Gummibaums im sogenannten Latex-Prozeß direkt zu verarbeiten. Nach diesem Verfahren werden Kondome noch heute hergestellt. Sie sind dünner, elastischer und sicherer als früher.

Dennoch mußten die Männer noch viele Jahrzehnte warten, bevor sie Kondome problemlos überall in Apotheken und Drogerien kaufen oder aus dem Automaten ziehen konnten. Erst 1970 revidierte der Bundesgerichtshof seine eigene Rechtsprechung und erklärte den Automaten-Verkauf von Kondomen für «nicht anstößig». Noch 1959 hatte der Oberste Gerichtshof entschieden, daß

«Sitte und Anstand» verletzt, wer Präservative «in Warenautomaten an öffentlichen Straßen oder Plätzen… feilhält». In der Urteilsbegründung hatten sich die Richter besonders darüber aufgeregt, daß «zehn- bis zwölfjährige Oberschüler mit solchen Gegenständen in der Schulklasse Unfug trieben und vierzehn- bis fünfzehnjährige Jugendliche sie sogar zum Geschlechtsverkehr benutzt hatten»[13].

Inzwischen ist das Kondom ein selbstverständlicher Bestandteil der Verhütung und des Schutzes vor sexuell übertragbaren Krankheiten geworden, auch wenn Frauen und Männer sich bisweilen noch immer schwertun, die «Gummis» zu kaufen. Auf dem deutschen Markt werden derzeit Produkte aus den verschiedensten Ländern angeboten. Am empfehlenswertesten sind Kondome, die das Zeichen der Deutschen Latexforschungs- und Entwicklungsgesellschaft (DLV) tragen. In dieser Gesellschaft haben sich die meisten deutschen Kondomhersteller zusammengeschlossen und damit strengen Qualitätsnormen unterworfen. Kondome, die das DLV-Zeichen tragen, sind elektronisch auf Materialfehler geprüft. Präservative mit dünnen Stellen, Löchern oder Materialeinschlüssen gelangen nicht in den Verkauf. Alle Markenkondom-Packungen sind außerdem mit einem Herstellungsdatum versehen. Der Verbraucher sollte darauf achten, denn Kondome sind nur etwa drei bis vier Jahre verwendbar.

In der Form gleichen sich die meisten Kondome. Sie sind etwa achtzehn Zentimeter lang und haben einen Durchmesser von rund drei Zentimetern. Der obere, offene Rand ist etwas verstärkt, damit das Kondom sich leicht überrollen läßt und beim Verkehr nicht so schnell abrutscht. An ihrer Spitze haben die meisten Kondome ein kleines Reservoir für das Sperma.

Während Kondome früher mit Talkum-Puder dünn bestäubt waren, sind sie heute überwiegend mit einem Feuchtigkeitsfilm beschichtet.

Seit kurzem stellen die deutschen Produzenten übrigens auch sehr eng anliegende Kondome («hautnah») her, die etwas schmaler und manchen Männern angenehmer sind.

Die Anwendung des Kondoms ist einfach: es wird vor jedem Geschlechtskontakt über den versteiften Penis gerollt. Nach dem Verkehr muß der Penis noch im erigierten Zustand aus der Scheide gezogen werden. Der Mann soll das Kondom dabei festhalten, damit es nicht abrutscht. Anschließend wird das Präservativ abgenommen und in den Müll (nicht in die Toilette) geworfen. Aus Sicherheitsgründen darf es nicht wiederverwendet werden. Das gilt auch, wenn ein Mann das Kondom falsch herum angesetzt hat und es deshalb nicht abrollen kann.

Hält sich ein Paar nicht an diese einfachen Regeln, sind ungeplante Schwangerschaften nicht auszuschließen. Denn schon lange vor dem eigentlichen Samenerguß kann an der Penisspitze der «Sehnsuchtstropfen», eine Art Vorerguß, austreten, der bereits Tausende von Spermien enthält.

Das Diaphragma

Ein anderes Verhütungsmittel, das sich sinnvoll mit den natürlichen Methoden kombinieren läßt, ist das Diaphragma. Es wird von rund drei Prozent der bundesdeutschen Frauen zwischen 15 und 50 angewendet.[2] Seinen Namen hat es nach dem griechischen Wort für Scheidewand; in der medizinischen Literatur wird es auch als Pessar bezeichnet. Das Wirkprinzip des Pessars ist schon sehr alt. Ägyptische Papyri enthalten bereits Hinweise auf Scheidenpessare aus Leinenläppchen, Honig und Baumharzen, die den Muttermund vor aufsteigenden Spermien abdichten sollten.

Das Diaphragma, wie es heute noch existiert, wurde dagegen erst 1882 von dem Flensburger Arzt C. Hasse entwickelt und propagiert. Hasse, der unter dem Pseudonym Dr. Mensinga schrieb und wegen seines Pessars zahlreichen Angriffen ausgesetzt war, wollte den Frauen eine eigenständige, sichere

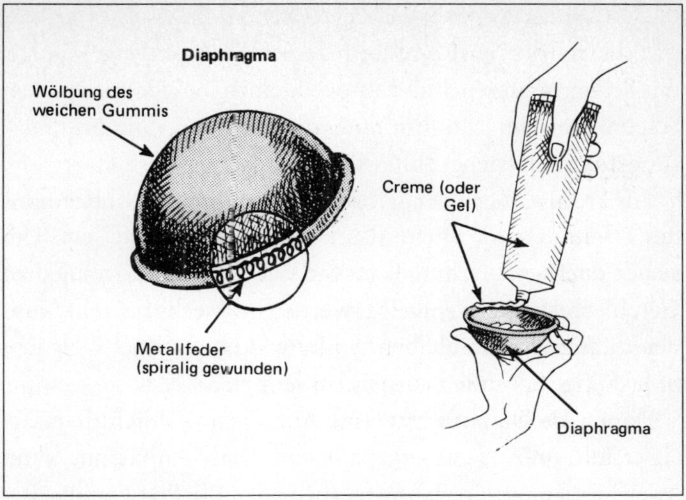

Abb. 17: Diaphragma mit Verhütungsgel oder -creme

Verhütungsmethode anbieten, um sie «vor der Brutalität des Mannes zu schützen»[14], bzw. vor allzu rasch aufeinanderfolgenden Schwangerschaften.

Im Prinzip hat sich das Diaphragma seit Mensingas Zeiten kaum verändert. Es besteht aus einer halbkugeligen Gummimembran, in deren Rand eine Spiral- oder Flachfeder eingearbeitet ist. Diese Feder verhindert, daß das Diaphragma in der Scheide zusammenklappt, und hält es an seinem Platz wie einen kleinen aufgespannten Regenschirm (Abb. 17).

Das Einführen des Diaphragmas ist, mit einiger Übung, so leicht wie das Benutzen eines Tampons. Auf die Innenwölbung wird eine etwa walnußgroße Menge Verhütungsgel gestrichen. Dann drückt die Frau das Diaphragma vorsichtig zusammen und schiebt es in die Scheide hinauf. Hier soll es den Muttermund vollständig abdecken. Das heißt, es liegt mit seinem oberen Rand im hinteren Scheidengewölbe und mit seinem unteren Rand in der kleinen Nische hinter dem Schambein. Der Muttermund ist unter dem Gummi-Halbrund zu tasten (siehe Abb. 18).

Für Frauen, die in der Selbstuntersuchung des Muttermundes erfahren sind, dürfte das keine Schwierigkeit sein. Um sicher damit zu verhüten, muß das Diaphragma vor jedem Geschlechtsverkehr eingelegt werden und sechs bis acht Stunden in der Scheide bleiben. So lange können noch befruchtungsfähige Spermien vorhanden sein.

Damit das Diaphragma seine Aufgaben wirklich zuverlässig erfüllt, muß es gut angepaßt sein. Diese Anpassung kann jeder Frauenarzt vornehmen, aber auch die Pro-Familia-Beratungsstellen. Nach Entbindungen und starken Gewichtsschwankungen sollte überprüft werden, ob das Diaphragma noch richtig sitzt. Außerdem sollte es nie ohne Verhütungsgel angewendet werden. Frauen, die keine der handelsüblichen chemischen Gels verwenden wollen oder sie nicht vertragen, können auch auf ein Gel ausweichen, das eine Gruppe von Apothekern in Berlin entwickelt hat. Es enthält nur unschädliche Substanzen, seine Wirksamkeit liegt aber etwas unter der der chemischen Mittel, weil es kaum spermientötende Substanzen enthält und hauptsächlich dadurch wirkt, daß es mit dem Diaphragma den Muttermund verschließt. Deshalb ist es für Frauen mit einem sehr stark ausgeprägten Schleimfluß nicht gut geeignet, weil er das Gel zu schnell verflüssigt und wegspült.

Nach dem folgenden Rezept kann jeder Apotheker das Berliner Gel herstellen. Es hält etwa ein Jahr und kostet pro 100-Gramm-Tube zwischen acht und neun Mark.

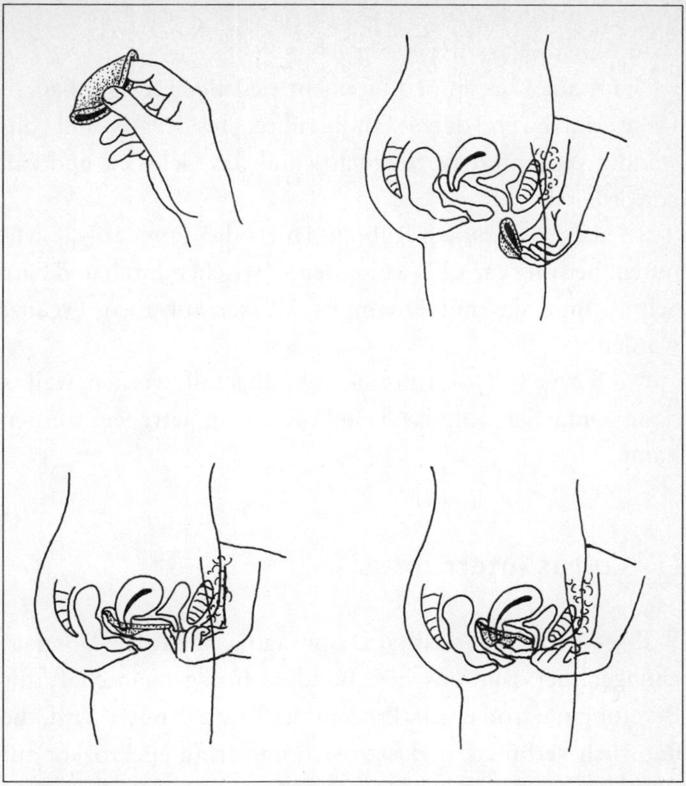

Abb. 18: Einsetzen des Diaphragmas. Überprüfen des Diaphragmas. (Zeichnung: Susanne Lieberknecht-Vögely)

Das Rezept für 100 g Gel 8 g Weizenstärke mindestens 15 Minuten mit 11 g destilliertem Wasser (worin 1 g Citronensäure gelöst ist) quellen lassen. Dabei öfter umrühren. Danach 76 g Glycerin (85 %) zugeben und mischen.

In einem anderen Gefäß 4 g Traganth pulv. (ein pflanzlicher Quellstoff) mit 10 g Spiritus 90 % durchrühren und diese Mischung zu der ersten geben.

Dann alles zusammen in einem siedenden Wasserbad so lange erhitzen und dabei ständig rühren, bis der Alkohol vollständig verdampft ist (Geruch!) und das Gel dick und zäh geworden ist.

Bei 100 g und gutem Rühren dauert dies etwa 20–40 Minuten, bei 1 kg ca. 1 bis 2 Stunden! Zwischendurch und zum Schluß muß das mitverdampfte Wasser auf 100 g ergänzt werden.

Das fertige Gel sollte in eine Tube abgefüllt werden, weil es dann einfacher auf das Diaphragma aufgetragen werden kann.

Coitus interruptus

Während das zuverlässige Diaphragma nach den Untersuchungen der Katholischen Bundesarbeitsgemeinschaft für Beratung nur von einem Prozent der Paare benutzt wird, die natürlich verhüten, verlassen sich immerhin elf Prozent auf den Coitus interruptus.[13] Damit verlassen sich fast doppelt so viele NFP-Paare auf eine sehr unzuverlässige Verhütungsmethode, wie der durchschnittliche Bundesbürger. Nach den Angaben des Berufsverbandes der Frauenärzte wird der Coitus interruptus nämlich landesweit von 6 Prozent der Paare genutzt.[2] Dieser unterbrochene Geschlechtsverkehr gehört zu den ältesten Verhütungstechniken der Menschheit und beruht auf der Annahme, daß eine Befruchtung nicht zustande kommen kann, wenn der Mann den Penis rechtzeitig vor dem Erguß zurückzieht.

Im Gegensatz zu den ebenfalls sehr alten Verhütungsprinzipien, auf denen Kondom und Diaphragma beruhen, sollte der Coitus interruptus als überholt zu den Akten gelegt werden. Denn diese Art der Familienplanung ist ein reines Glücksspiel. Wie bereits im Abschnitt über das Kondom erklärt, tritt lange vor dem Erguß bei den meisten Männern schon eine kleine Menge Sperma aus, die für eine Empfängnis durchaus genügen kann. Abgesehen davon ist der unterbrochene Verkehr nicht gerade lustfördernd. Frau und Mann befinden sich in Momenten, in denen sie eigentlich an nichts denken möchten, in einer untergründigen Spannung, ob es mit dem Zurückziehen auch rechtzeitig klappt.

Frauen fühlen sich in dieser Situation oft sehr ausgeliefert und können den Koitus nicht genießen.

Scheidenspülungen

Manche sogenannten Verhütungsmethoden sind ebenso unsicher wie unvergänglich. Dazu gehören die Scheidenspülungen. Aus Mangel an besseren Methoden gehörten sie zum Familienplanungs-Repertoire unserer Großmütter. Ihre Sicherheit war auch schon damals sehr begrenzt. Nun tauchen «Scheidenspülsysteme» wieder in Bioläden und bei Direktvertrieben auf. Sie sollen mit einer Flüssigkeit die Samenfäden aus der Scheide herausspülen und noch bis zu einer halben Stunde nach dem Verkehr angewendet werden können. Abgesehen davon, daß solche Spülungen das empfindliche Milieu im Scheideninneren stören, reizen und anfälliger für Krankheiten machen können, ist die Methode einfach zu unsicher.

Sicherheit

Mit dem Kondom und dem Diaphragma plus Verhütungsgel läßt sich eine recht große Sicherheit erreichen, wenn diese Mittel zur Überbrückung der fruchtbaren Tage bei natürlicher Verhütung verwendet werden. Der Pearl-Index liegt bei etwa zwei Schwangerschaften auf hundert Frauenjahre. Das entspricht der Sicherheit der Spirale und der Minipille. Auch bei diesen Methoden hängt die sichere Anwendung vom Kenntnisstand und von der Motivation der Benutzer ab: Ebenso wie bei der natürlichen Verhütung haben auch beim Diaphragma medizinische Untersuchungen nachgewiesen, daß nur motivierte Frauen mit dem eindeutigen Ziel, auf keinen Fall schwanger zu werden, das Diaphragma zuverlässig anwenden.

Von den auf Seite 117 angegebenen Pearl-Index-Zahlen für natürliche Verhütung kann man nur dann ausgehen, wenn auf Verhütungsmittel und Geschlechtsverkehr während der fruchtbaren Tage verzichtet wird. Die Möglichkeiten der sexuellen Begegnung ohne unmittelbaren Geschlechtskontakt in der Eisprungphase verändern den Pearl-Index demzufolge nicht.

Ganz anders sieht es beim Coitus interruptus aus. Diese Liebestechnik als Ergänzung zu Temperatur- und Schleimbeobachtung anzuwenden ist ziemlich unsinnig. Ein Paar, das diesen Weg wählt, könnte sich die Mühe des Messens und Beobachtens auch sparen, denn der Pearl-Index für Coitus interruptus liegt bei 9 bis 38 Schwangerschaften auf hundert Frauenjahre.

VERHÜTUNG FÜR DEN NOTFALL

- Die Pille «danach»
- Die Spirale «danach»

Aus den beiden Abschnitten über die Sicherheit natürlicher Verhütung und anderer Methoden geht hervor, daß damit zwar eine sehr große, aber eben keine hundertprozentige Zuverlässigkeit zu erreichen ist. Das einzig wirklich sichere Mittel wäre vollkommener Verzicht auf Geschlechtsverkehr. Aber dieser Weg ist wohl nur für sehr wenige Paare akzeptabel. Was bleibt, ist ein Leben mit einem gewissen Risiko. Denn:

- Kondome können platzen oder abrutschen.
- Diaphragmen können ebenfalls verrutschen oder versehentlich zu früh herausgenommen werden.
- Frauen können sich, besonders in der Anfangsphase, bei der Auswertung ihrer Kurven- und Körperbeobachtungen irren oder nicht gründlich genug unterwiesen worden sein, um wirklich sicher mit der natürlichen Verhütung umzugehen.
- Für Paare, die sich lange Zeit auf die Pille oder die Spirale verlassen haben, kann es schwierig sein, ihr bis dahin wenig eingeschränktes Sexualleben so zu strukturieren, wie es für eine sichere natürliche Verhütung nötig wäre.
- Und schließlich kann es einfach Momente geben, in denen das Gefühl stärker ist als ein ganzes Buch voller Familienplanungshilfen.

Letzteres ist zwar von den Verhütungsmittelherstellern nicht eingeplant, und auch diejenigen, die die Regeln für eine natürliche Empfängniskontrolle entwickelt haben, gehen zunächst einmal von Menschen aus, die sich ihres sexuellen Tuns und Lassens immer sicher sind. Aber Frauen und Männer verhalten sich nun mal nicht immer vernünftig und vorausschauend.

Das Ergebnis solch menschlicher Schwäche sind oftmals ungeplante Schwangerschaften, die große Probleme verursachen. Um solche Schwierigkeiten abzuwenden und die natürliche Verhütung für den Notfall zusätzlich abzusichern, gibt es die Pille und die Spirale «danach».

Mit «Natürlichkeit» hat beides selbstverständlich nichts zu tun, aber bei diesen Danach-Methoden handelt es sich ja auch nicht um Verhütungsmittel, sondern um Hilfen für den seltenen Notfall.

Die Pille «danach»

Das Grundprinzip dieser Methode ist seit Anfang der sechziger Jahre bekannt. Es basiert auf der Erkenntnis, daß die befruchtete Eizelle sich nicht in der Gebärmutter einnistet, wenn eine Frau Östrogene oder Gestagene (synthetische Hormone mit einer progesteronartigen Wirkung) nimmt, während die Eizelle auf dem Weg durch den Eileiter ist. Die beiden Hormone bringen die sogenannte Synchronisation durcheinander, die notwendig ist, damit die sich teilende Keimzelle auf ihrer Wanderschaft immer und überall optimale Bedingungen vorfindet. Dazu muß sie in einem bestimmten Tempo von den feinen Flimmerhärchen im Eileiter vorangeschoben werden, damit sie genau zu dem Zeitpunkt in der Gebärmutter ankommt, in dem die Schleimhaut die beste Aufnahmebereitschaft hat. Kommt das Zellhäufchen zu früh oder zu spät, wird es von der Gebärmutter als körperfremdes Eiweiß – was es durch die Verbindung von mütterlicher und väterlicher Keimzelle ja auch tatsächlich ist – erkannt und abgestoßen. Die Pille «danach» verhindert also nicht die Befruchtung, wohl aber die Einnistung. Wenn man streng biologisch argumentiert, kann man bereits diese hormonelle Störung der normalen Abläufe als einen Schwangerschaftsabbruch ansehen. Denn die Zellen, die sich in diesen Tagen nach dem Eisprung zu teilen beginnen, sind zweifellos die erste Anlage zu einem Menschen.

Der Gesetzgeber definiert Schwangerschaft jedoch anders. Für die Rechtsprechung ist eine Frau erst dann schwanger, wenn sich die befruchtete Eizelle in die Gebärmutter eingenistet hat. In der Zeit davor sind die sich teilenden Keimzellen nicht gesetzlich geschützt. Methoden, die die Einnistung der Keimzellen verhindern, fallen deshalb auch nicht wie die Abtreibung unter das Strafrecht. Sie sind ausdrücklich erlaubt. Im neuen Paragraphen 218 des Strafgesetzbuches heißt es deshalb:

«Handlungen, deren Wirkung vor Abschluß der Einnistung des befruchteten Eies in der Gebärmutter eintritt, gelten nicht als Schwangerschaftsabbruch im Sinne dieses Gesetzes.»

Frauen, die es in einer Notsituation vor sich selbst vertreten können, handeln also nicht illegal, wenn sie sich von ihrem Hausarzt oder Gynäkologen oder in einer Beratungsstelle der Pro Familia die Pille «danach» verschreiben lassen. Zu diesem Termin sollten sie auf jeden Fall ihr Kurvenblatt mitnehmen, in das nach Möglichkeit jeder Geschlechtsverkehr eingetragen sein sollte. Anhand dieser Aufzeichnungen können die Frau und ihr Arzt/Berater gemeinsam entscheiden, ob eine Empfängnis zu diesem Zeitpunkt überhaupt wahrscheinlich ist.

Die Präparate, die seit Anfang der achtziger Jahre bei uns angeboten werden, enthalten eine recht geringe Hormonmenge: Verteilt auf vier Pillen sind es nur 0,2 mg Ethinylestradiol und 0,2 mg Norgestrel. Das entspricht der Hormonmenge, die in je vier Anti-Baby-Pillen der Marken «Eugynon», «Neogynon» oder «Stederil» enthalten ist. Das Danach-Präparat heißt «Tetragynon». Mit der Einnahme der vier Pillen muß spätestens 48 Stunden nach der Verhütungspanne begonnen werden: die Frau nimmt zunächst zwei, dann genau zwölf Stunden später noch einmal zwei von diesen Pillen. Etwa zwei Wochen später setzt die Regel ein.

Vor der Einnahme der Pillen sollte die Frau gut gegessen haben, das erhöht die Verträglichkeit. Denn etwa jede vierte Frau leidet durch die Pille «danach» vorübergehend unter leichter Übelkeit. Bei jeder sechsten Frau kommt es auch zu Erbrechen. Passiert dies innerhalb der ersten Stunde nach der Einnahme, muß die Frau noch zwei weitere Pillen schlucken, weil sonst die Hormondosis nicht ausreicht. Außerdem kann sich das Zyklusmuster vorübergehend leicht verschieben. Wenigstens im ersten Zyklus nach der Anwendung der vier Pillen sollte deshalb auf jeden ungeschützten Verkehr verzichtet werden, bis die Temperatur eindeutig und auswertbar angestiegen ist.

Wegen der geringen und einmaligen Hormondosis sind selbst eine durchgemachte Leberentzündung oder Krampfadern kein Grund, die Pille «danach» nicht zu nehmen.

Die Sicherheit, mit der sich auf diese Weise eine ungewollte Schwangerschaft verhindern läßt, ist groß. Sie liegt bei 99 Prozent und ist um so größer, je früher mit der Pillen-Einnahme begonnen wird.

Versagen die Hormone doch einmal, braucht sich, nach Angaben der Pro Familia, keine Frau Sorgen zu machen. In diesem frühen Stadium entwickelt sich die befruchtete Eizelle nach dem Prinzip «alles oder nichts». Das heißt, nur wenn die

Keimzellen unbeschädigt sind, wachsen sie weiter und nisten sich ein. Ist das nicht so, geht die Keimanlage bei der nächsten Regelblutung unter, so wie es übrigens auch oft ohne gezieltes menschliches Einwirken geschieht. Denn auch Stress oder fiebrige Krankheiten können die befruchtete Eizelle zum Absterben bringen. Mediziner gehen heute davon aus, daß nur etwa ein Drittel bis die Hälfte aller befruchteten Eizellen den Transport in die Gebärmutter unbeschadet überstehen.

Die Spirale «danach»

Ebenso wie die Hormon-Tabletten kann auch das Einlegen einer Spirale (Intrauterinpessar) die Einnistung der Eizelle verhindern. Dazu muß das IUP bis spätestens zum fünften Tag nach einem ungeschützten oder nicht genügend geschützten Verkehr eingelegt werden. Es ist kein Klinikaufenthalt nötig. Jeder niedergelassene Gynäkologe kann ein IUP einlegen. Er muß sich jedoch vorher vergewissern, daß nicht schon vor der Verhütungspanne eine Schwangerschaft bestanden hat. Denn im Gegensatz zur neuen Pille «danach», die dem schon eingenisteten Embryo nach letztem Stand der Erkenntnisse nicht schadet, kann es durch das Einlegen einer Spirale in der Frühschwangerschaft zu einer eventuell sehr gefährlichen Fehlgeburt kommen. Ist die Frau nicht schwanger, kann die Spirale gelegt werden und theoretisch auch die nächsten zwei Jahre als Verhütungsmittel an diesem Platz bleiben. Möchte die betreffende Frau jedoch mit der natürlichen Verhütung weitermachen, kann sie sich die Spirale nach der Regel wieder ziehen lassen.

NATÜRLICHE SCHWANGERSCHAFTSPLANUNG

- Regel für die Schwangerschaftsplanung
- Schwanger?
- Hilfsmittel für die natürliche Schwangerschaftsplanung

Im Gegensatz zu allen anderen Methoden der Fruchtbarkeitskontrolle ist es mit der natürlichen Familienplanung nicht nur möglich, Schwangerschaften sehr zuverlässig zu verhindern. Diese Methode läßt sich auch zur gezielteren Schwangerschaftsplanung verwenden.

Denn mit den verschiedenen, auf Seiten 65 bis 86 beschriebenen Körperbeobachtungen läßt sich die günstigste Zeit für die Empfängnis in fast jedem Zyklus herausfinden.

Insbesondere für Paare, die sich schon längere Zeit ohne Erfolg darum bemühen, ein Kind zu zeugen, ist diese Methode hilfreich. Denn sie ermöglicht es ihnen, sich zunächst selbst, bevor sie ärztliche Hilfe suchen, ein Bild davon zu machen, ob eine Empfängnis überhaupt stattfinden kann. Wenn sich beispielsweise nach mehreren Zyklen zeigt, daß eine Frau überhaupt keinen Eisprung oder stets verkürzte Gelbkörperphasen hat, ist es erklärlich, warum sie in den beobachteten Zyklen nicht schwanger geworden ist. Eine sichere Prognose für die kommenden Zyklen läßt sich daraus jedoch nicht ableiten. Verkürzte Gelbkörperphasen können monatelang auftreten und dann plötzlich verschwinden. Oft ist das der Fall, wenn eine größere Belastung von der Frau genommen ist. Der Stress, der bis dahin die Phase zwischen Eisprung und Menstruation abgekürzt hat, ist weggefallen, und die zweite Zyklusphase kann wieder zwölf bis sechzehn Tage dauern.

Die Beobachtung der Körperzeichen hat außerdem einen weiteren wichtigen Effekt: sie kann die betreffenden Frauen beruhigen. Denn gerade Frauen, die trotz Kinderwunsch nicht schwanger werden, haben oft wenig Zutrauen zu ihrem Körper. Sätze wie: «Bei mir läuft der Zyklus völlig chaotisch ab», drücken diesen Selbstzweifel deutlich aus. Wenn diese

Frauen dann damit beginnen, Kurven zu führen und Körperzeichen zu beobachten, stellt sich oft heraus, daß sie ein ganz unzutreffendes Bild von sich selbst haben. Die Geschichte einer jungen Frau kann das verdeutlichen:

Elke war Anfang Dreißig, als sie und ihr Mann sich entschlossen, noch ein zweites Kind zu bekommen. Elke setzte die Pille ab; ihre kleine Tochter war zu diesem Zeitpunkt drei Jahre alt. Nachdem die erste Schwangerschaft gleich nach dem Absetzen der Pille wie auf Bestellung eingetreten war, fühlte die junge Frau sich nun sehr beunruhigt, als nach mehreren Monaten die Regel immer noch pünktlich kam. Im Laufe der folgenden Wochen nisteten sich Zweifel bei ihr ein. Ob sie vielleicht durch die leichte Gebärmutterentzündung nach der Geburt ihrer Tochter unfruchtbar geworden war? Oder stimmte etwas nicht mit ihren Hormonen? Schließlich war sie an den Beinen stark behaart. Hatte sie vielleicht zu viele männliche Hormone, die eine Empfängnis verhinderten? Die junge Frau begann ihre Morgentemperatur zu messen, konnte mit ihren Kurven aber nicht viel anfangen, weil sie nicht wußte, wie man diese Kurven interpretiert. Sie suchte deswegen Rat bei einer anderen, in natürlicher Familienplanung seit Jahren erfahrenen Frau und ließ sich die Grundregeln erklären. Am Ende des Zyklus besprach sie ihre Eintragungen mit der Freundin. Im Laufe dieses Gespräches machte ihr die Freundin klar, daß sie eine klassische Zyklus-Kurve hatte, die keineswegs «chaotisch» war. Auch ihr Schleimsymptom, das sie bis dahin als «sehr stark und überhaupt nicht zu verstehen» bezeichnet hatte, erwies sich als vollkommen in Ordnung und gut auswertbar. Im nächsten Zyklus wurde die junge Frau schwanger. Nachdem sie sich durch ihre Kurve und die Aufzeichnungen ihrer Körperbeobachtungen selbst davon überzeugen konnte, daß alles in bester Ordnung war, hatte sie das Gefühl, als ob in ihr «ein Knoten platzte».

Diese Geschichte bestätigt die Erfahrung, die Familienplanungsberater immer wieder machen, daß nämlich Frauen durch die positive und zugleich strukturierte Beschäftigung mit ihrem Körper mehr Zutrauen zu sich selbst fassen und leichter schwanger werden. Eine Rolle spielt vielleicht auch, daß für die ersten Beobachtungsmonate, in denen sie ein wenig nach der Devise leben, «erst mal nachschauen, wie mein Zyklus abläuft», der Erfolgsdruck, nun doch endlich schwanger zu werden, von ihnen genommen ist. Allein das kann viel von den inneren Spannungen abbauen, die die Empfängnisbereitschaft beeinträchtigen.

Schließlich kommt noch ein wichtiger Punkt hinzu: Mit der Möglichkeit der Selbstbeobachtung sind die betreffenden Frauen vorerst noch nicht auf ärztliche Hilfe angewiesen. Sie bleiben zunächst noch außerhalb des Medizin-Betriebes, der ungewollte Kinderlosigkeit oft als Krankheit definiert und damit bei vielen Frauen die tiefen Selbstzweifel verstärkt, die manchmal in sich schon ein Schwangerschaftshindernis sind, weil sie seelisch stark belasten.

Durch ihre Eigeninitiative vergrößern sich unter Umständen die Chancen für eine Frau, ohne aufwendige Hormonbehandlung aus eigener Kraft schwanger zu werden.

Entlastend kann es außerdem sein, sich einmal klarzumachen, wie verhältnismäßig klein die statistische Wahrscheinlichkeit in jedem Zyklus ist, schwanger zu werden. Sie beträgt selbst bei jungen Frauen in der fruchtbarsten Lebenszeit jeweils nur etwa zwanzig Prozent. Es kann also schon ein paar

Monate dauern, bis eine Frau empfängt. Statistiker gehen davon aus, daß nur etwa vierzig bis fünfzig Prozent der Frauen in den ersten vier Monaten schwanger werden. Bei neun Prozent der Paare dauert es gar zwei Jahre, bis Ei- und Samenzelle sich verbinden und in der Gebärmutter einnisten. Mit irgendwelchen Fruchtbarkeitsstörungen muß eine so lange Wartezeit nichts zu tun haben.

Die zwanzigprozentige Schwangerschaftschance bleibt innerhalb der hochfruchtbaren Lebensspanne statistisch gesehen immer konstant. Erst gegen Ende des dritten Lebensjahrzehnts nimmt die monatliche Fruchtbarkeit langsam ab. Anfang Dreißig liegt sie dann bei zehn bis fünfzehn Prozent, und Ende Dreißig geht sie auf etwa acht bis zehn Prozent zurück. Auf ein ganzes Jahr bezogen bedeutet das aber noch immer eine Schwangerschafts-Wahrscheinlichkeit von 65 bis über 70 Prozent. Die betreffende Frau kann also, auch wenn sie 35 oder 38 Jahre alt ist, durchaus noch ein Kind bekommen, sie wird nur länger darauf warten müssen. Im Durchschnitt zehn bis zwölf Monate. Eine Zwanzigjährige muß sich dagegen nur durchschnittlich vier bis fünf Monate gedulden.

Regel für die Schwangerschaftsplanung

Eine Empfängnis ist nur während einer kurzen Zeitspanne des Zyklus möglich. Diese Phase setzt sich zusammen aus den sechs bis acht Stunden, innerhalb derer die Eizelle nach ihrem Sprung befruchtbar ist, und aus der Lebensdauer der Spermien, die unter günstigen Bedingungen mindestens drei Tage beträgt. Ein Geschlechtsverkehr, der in den drei Tagen vor dem Eisprung stattfindet, kann also ebenso zu Empfängnis führen wie ein Verkehr in den ersten Stunden nach dem Eisprung.

Das klingt sehr einfach, hat aber einen entscheidenden Haken: der Zeitpunkt des Eisprungs läßt sich mit den natürlichen Methoden nicht exakt feststellen. Mit der Schleimkontrolle und dem Temperaturmessen kann die Ovulation zeitlich nur eingegrenzt werden. Nach dem bisherigen Kenntnisstand liegt sie irgendwo in dem Zeitraum von drei Tagen vor und drei Tagen nach dem Schleimhöhepunkt und zwischen zwei Tagen vor und zwei Tagen nach der ersten höheren Messung. Das bedeutet: die größte Wahrscheinlichkeit für eine Empfängnis liegt kurz vor und kurz nach dem Schleimhöhepunkt und 48 Stunden rund um den Tag der ersten höheren Messung. Wann diese Tage sein werden, weiß man natürlich nicht mit letzter Sicherheit im voraus. Deshalb ist es auch für Paare mit Kinderwunsch wichtig, jeden Verkehr ins Kurvenblatt einzutragen, um im nachhinein sehen zu können, ob eine Empfängnis überhaupt möglich war.

Schwanger?

Wenn es zu einer Empfängnis gekommen ist, stellt der Gelbkörper seine Tätigkeit nicht nach zwölf bis sechzehn Tagen ein, sondern arbeitet weiter und erhält so die Schwangerschaft. Dazu wird er durch hormonelle Signale des Embryos angeregt. Denn das kleine Zellbündel, aus dem sich im Laufe der Monate ein Mensch formt, produziert das Hormon Humanes Choriongonadotropin (HCG). Auf dem Nachweis dieses Hormons im Urin beruhen übrigens alle Schwangerschaftstests, ob sie nun beim Arzt, in der Apotheke oder zu

Hause gemacht werden. Eine Frau, die ihre Temperaturkurve führt, braucht auf solche Tests nicht zurückzugreifen. Sie braucht nur abzuwarten. Denn wenn die Temperaturhochlage länger als 18 Tage dauert, kann sie zu 99 Prozent sicher sein, daß sie schwanger ist. Sehr viel schneller sind auch die Heimtests nicht. Sie kann sich die Ausgabe von mehr als 20 Mark also sparen.

Außerdem läßt sich aufgrund der Kurve der voraussichtliche *Geburtstermin* des Kindes leicht errechnen. Die Regel lautet: Datum der ersten höheren Messung plus 266 Tage.

Auch für die Vorsorge-Untersuchungen hat dieses genaue Wissen Vorteile. Die Frau, ihr Arzt und ihre beratende Hebamme können immer gut einschätzen, ob sich das Kind seinem Alter gemäß richtig entwickelt. Zusätzliche Ultraschall-Untersuchungen zur Feststellung des Schwangerschaftsalters sind nicht nötig. Innerhalb von zwei Wochen vor und nach dem Stichtag braucht sich – vorausgesetzt, es geht dem Kind gut – niemand Gedanken darüber zu machen, wann das Kind genau kommt. Das erspart Frauen unter Umständen eine voreilige und medizinisch nicht notwendige Geburtseinleitung.

Hilfsmittel für die natürliche Schwangerschaftsplanung

Mitte der achtziger Jahre ist es Gentechnikern gelungen, künstlich fusionierte Zellen dazu zu bringen, nahezu unbegrenzte Mengen hochspezifischer Antikörper zu bilden. Das heißt, diese Antikörper können selbst unvorstellbar kleine Mengen einer bestimmten Substanz in einer Flüssigkeit oder einem Gewebe aufspüren und sich daranheften. An andere Stoffe binden sie sich jedoch nicht. Die meisten heute verfügbaren Schwangerschaftstests machen sich diese Eigenschaft der Antikörper zunutze. Deshalb reagieren sie schon auf winzigste Mengen HCG und können eher als frühere Tests eine Schwangerschaft anzeigen.

Nach diesem Prinzip arbeitet ein *Heim-Test*, der im Urin das eisprungauslösende luteinisierende Hormon (LH, siehe auch Seite 46) nachweisen kann. Dazu wird der Urin der Frau mit einer Testflüssigkeit gemischt, deren Farbe sich verändert, je nachdem ob der Harn LH enthält oder nicht. Der Test soll sieben Tage lang durchgeführt werden, um den LH-Anstieg festzustellen, der etwa einen Tag vor dem Eisprung erfolgt. Da niemand die Ovulation genau vorhersehen kann, wird der erste Testtag rechnerisch festgelegt. Von der Länge des vorausgegangenen Zyklus werden sechzehn Tage für die maximale Dauer der Gelbkörperphase abgezogen. Die Test-Entwickler unterstellen damit, daß der aktuelle Zyklus ähnlich ablaufen wird wie der vorausgegangene.

Hatte eine Frau beispielsweise einen 28tägigen vorausgegangenen Zyklus, so soll sie am zwölften Tag des folgenden Zyklus mit dem Test beginnen. Findet der LH-Anstieg in diesem Test-Zyklus irgendwo zwischen dem zwölften und neunzehnten Tag statt, kann sie ihn mit dem Test feststellen. Liegt die Ovulation jedoch vor dem zwölften Tag oder zögert sich bis zum Zeitpunkt nach den sieben Testtagen hinaus, kann der Test für den laufenden Zyklus keine Aussage machen. Der Test müßte also wiederholt werden, wenn die Frau noch nicht schwanger geworden ist.

Theoretisch ist das kein Problem, und vielleicht verfärbt sich der Test bei diesem zweitenmal, und das betreffende Paar kann sich mit seinem Verkehr nach diesem Ergebnis richten. Da der Test jedoch fast 90 Mark kostet, kann das eine teure

Sache werden. Außerdem kann selbst dieses ausgeklügelte Such-Verfahren den Eisprung nur innerhalb von ca. 12 bis 24 Stunden vorhersagen.

Eine Frau aber, die sicher in der Beobachtung ihres Zervixschleims und ihres Muttermundes ist, dürfte auf eine ähnlich hohe Zuverlässigkeit kommen und kann sich die Ausgabe sparen. Auch dem Hersteller dürfte das klar sein. Denn er weist in seinem Prospekt sicher nicht zufällig nur darauf hin, daß der Test der Temperaturmethode überlegen ist, und läßt die Schleim- und Muttermundbeobachtung unerwähnt. Der Test ist deswegen nur für Frauen sinnvoll, die einen relativ stabilen Zyklus mit immer ähnlicher Verteilung von Follikel- und Gelbkörperphase haben, sich bisher allein nach der Temperaturmethode gerichtet haben oder die Möglichkeiten der natürlichen Familienplanung nicht kennen bzw. nicht anwenden möchten.

Ein weiteres Hilfsmittel sind kleine, etwa puderdosengroße Geräte mit einem Objektträger und einer etwa 100fach vergrößernden Spezialoptik. Mit diesen *Mini-Mikroskopen* läßt sich eine biologische Erscheinung im Speichel und im Zervix-Sekret nachweisen, die von Medizinern Farnkrautphänomen (siehe Seite 106) genannt wird: Unter dem Einfluß des Östrogens verändert sich die Beschaffenheit dieser beiden Körperflüssigkeiten. Sie enthalten während der Eisprungphase mehr Salz als zu anderen Zeiten des Zyklus. Dieser Salzgehalt trocknet in einem farnartigen Muster auf. Es entwickelt sich bereits einige Tage vor dem Eisprung und verschwindet kurz danach wieder. Auf diese Weise lassen sich der nahende Eisprung und die fruchtbarste Phase im Zyklus relativ sicher erkennen. In der übrigen Zeit sieht man unter dem Mikroskop nur winzige Pünktchen oder Krümel, wenn Speichel oder Schleim auf dem Objektträger getrocknet sind.

Zeigt sich während des ganzen Zyklus kein Farnmuster, kann man mit größter Wahrscheinlichkeit davon ausgehen, daß kein Eisprung stattgefunden hat und keine Empfängnis möglich war.

Etwa eine Stunde vor dem Speicheltest sollte die Frau nichts gegessen oder getrunken haben. Und wenn sie ihren Zervix-Schleim zum Testen verwendet (die Ergebnisse sind nach den bisherigen Erfahrungen eindeutiger), ist es sinnvoll, damit nach der Liebe etwa einen halben Tag lang zu warten.

Ob mit den kleinen Geräten auch sichere Verhütung möglich ist, müssen längerfristige kontrollierte Studien erweisen. Bislang können die Mini-Mikroskope nur zusätzliche Anhaltspunkte für die Schleimkontrolle bieten und die körperlichen Empfindungen und Beobachtungen ergänzen.

Die Geräte lassen sich leicht reinigen, sind unbegrenzt wiederverwendbar und mit oder ohne zusätzliche Lichtquelle in Apotheken erhältlich. Sie kosten zwischen ca. 70 und 100 DM.

Abgesehen von diesen Hilfsmitteln lassen sich natürlich auch alle anderen Geräte und Tests zur Zyklus-Kontrolle (siehe hierzu Übersicht Seite 107) nutzen, mit denen unter anderen Voraussetzungen Empfängnis verhütet werden soll. Dies gilt insbesondere für die neuen Hormon-Tests.

ANHANG

- Anmerkungen und Quellen
- Zum Weiterlesen
- Adressen
- Die Autorin
- Kurvenvordrucke

Anmerkungen und Quellen

1 Repräsentative Untersuchung des EMNID-Instituts Bielefeld zitiert nach: Natürliche Methoden der Familienplanung, Band 239, Schriftenreihe des Gesundheitsministeriums, Kohlhammer Verlag, Stuttgart 1988

2 Statistik des Berufsverbandes der Frauenärzte, veröffentlicht im *Stern* v. 2. 11. 1995: «Verhütungsmittel – Keine Pille ohne Risiko»

3 Helck, Wolfgang: Betrachtungen zur großen Göttin und ihr verbundenen Gottheiten, Band 2 der Reihe Religion und Kultur der alten Mittelmeerwelt und in Parallelforschungen, Verlag R. Oldenbourg, München 1971

4 Zitiert nach Beuys, Barbara: Familienleben in Deutschland, Rowohlt Verlag, Reinbek 1980

5 Martin, Norbert und Renate (Hg.): Johannes Paul II., Die Erlösung des Leibes und die Sakramentalität der Ehe, Katechesen 1981 – 1984, Patris Verlag, Vallendar-Schönstatt, 1985

6 Zitiert nach Petersen, Peter (Hg.): Sterilisation, Georg Thieme Verlag, Stuttgart 1981

7 Teegen, Frauke: Ganzheitliche Gesundheit, Rowohlt, Reinbek 1983

8 *Süddeutsche Zeitung*, 2. 5. 96, S. 37

9 *NFP-Journal*, Dezember 1996

10 Loeweit, K.: Wie erkennt man die «sicheren» Tage – Empfängnisregelung durch Selbstbeobachtung, Sexualmedizin 2/87

11 Rice, F. J.: Biological effectiveness of the sympto-thermal method of natural family planning: An international study, International Journal of Fertility, 1981/26

12 Klann, Notger: Conjugal Life and NFP, Referat auf dem IFFLP – FIDAF European Congress, Dormagen 21. bis 25. 9. 1985

13 StGB § 184 Abs. 1 Ziff. 3 a: Verletzende Ankündigung von ansteckungsverhütenden Mitteln: Neue Juristische Wochenschrift, 1959, Heft 24

14 The Boston Women's Health Book Collective: Unser Körper – Unser Leben, Band 1, Rowohlt, Reinbek 1994

Blume, Angelika: PMS. Das prämenstruelle Syndrom, Rowohlt, Reinbek 1992

Blume, Angelika: Empfängnisverhütung. Was noch vor der Liebe kommt, Mosaik-Verlag, München 1987

Blume, Angelika: Sterilisation. Entscheidungshilfen für Männer und Frauen, Rowohlt, Reinbek 1997 (3. Auflage)

Dennerstein, Lorraine und Fraser, Ian: Hormones and Behavior, Excerpta Medica, International Congress Series, Band 707, Elsevier Verlag, Amsterdam 1986

Dennerstein, Lorraine und de Senarclens, Myriam: The young woman – Psychosomatic aspects of obstetrics and gynaecology, Excerpta Medica, International Congress Series, Band 618, Elsevier Verlag, Amsterdam 1983

Frank, P. und Raith, E.: Natürliche Familienplanung, Springer Verlag, Berlin 1985

Stemberger, Günther: Der Talmud, Verlag C. H. Beck, München 1982

Schiebler, T. H. (Hg.): Lehrbuch der gesamten Anatomie des Menschen, Springer Verlag, Berlin 1991

Schroeder, H.: Die Vorbeugung der Empfängnis aus Ehenoth, Verlag Max Spohr, Leipzig ca. 1900

Zum Weiterlesen

Arbeitsgruppe Natürliche Familienplanung: Natürlich und Sicher. Natürliche Familienplanung – ein Leitfaden, Ehrenwirth, Neuauflage 1997, DM 16,80;
Gerd K. Döring: Die Temperaturmethode zur Empfängnisverhütung. 10. überarbeitete Aufl. 1989, TRIAS; 26. S., DM 6,80;
Pro Familia: Kostenlose Broschüren über das Kondom, das Diaphragma und die Methoden «danach».

Adressen

Persönliche Beratung und Unterweisung bieten die *Pro-Familia-Beratungsstellen.* Ihre Adressen sind zu bekommen über den Bundesverband, Stresemannallee 3, 60596 Frankfurt/Main, Tel.: 069/639002.

Informationen über NFP-Kurse und Möglichkeiten zur Einzelberatung gibt außerdem die *Arbeitsgruppe NFP*, Malteser Werke, Kalker Hauptstraße 22–24, 51103 Köln, Tel.: 0221/9822–591.

Die Autorin

Angelika Blume, geboren 1948, arbeitet seit fast zwanzig Jahren als Sachbuchautorin und Medizinpublizistin mit dem Schwerpunkt Frauengesundheit. Seit 1992 ist sie Ressortleiterin für Medizin, Psychologie und Berufsthemen bei der Frauenzeitschrift BRIGITTE. Sie lebt mit ihrem Mann in Hamburg.

Buchveröffentlichungen:
Sterilisation. Entscheidungshilfen für Männer und Frauen (rororo sachbuch 8865)
PMS – das prämenstruelle Syndrom (rororo sachbuch 9129)
Andere Umstände. Eine Orientierungshilfe für Vorsorge, Geburtsvorbereitung und Geburt (rororo sachbuch 7473)
sowie zusammen mit Annette Bopp (Hg.):
Das erste Jahr. Das umfassende Handbuch für die junge Familie (1993)

BESONDERHEITEN MITTELSCHMERZ BRUSTSYMPTOM																																								
MESSZEIT																																								
37,5																																								
37,4																																								
37,3																																								
37,2																																								
SCHLEIM-AB-KÜRZUNG 37,1																																								
37,0																																								
36,9																																								
36,8																																								
36,7																																								
36,6																																								
36,5																																								
36,4																																								
36,3																																								
36,2																																								
36,1																																								
36,0																																								
ZYKLUSTAG	1	2	3	4	5	6	7	8	9	10	11	12	13	14	15	16	17	18	19	20	21	22	23	24	25	26	27	28	29	30	31	32	33	34	35	36	37	38	39	40
DATUM																																								
SCHLEIM BLUTUNG/GEFÜHL																																								
SCHLEIM BEOBACHTUNG																																								
MUTTER-MUND LAGE UND ÖFFNUNG																																								
MUTTER-MUND FESTIGKEIT																																								
VERKEHR																																								

Dauer des kürzesten Zyklus = Tag . . .

Dauer des kürzesten Zyklus minus 20 = Tag . . .

oder

Früheste erste höhere Messung = Tag . . .

Früheste erste höhere Messung minus = Tag . . .

Diese Felder erst ausfüllen, wenn entweder Temperaturwerte oder Zykluslängen von mindestens 12 Zyklen vorliegen.

STILLHAUFIGKEIT	
NACHTS GESTILLT	
LÄNGE DER NACHTRUHE	
BESONDERHEITEN MITTELSCHMERZ BRUSTSYMPTOM	
MESSZEIT	
	37,5
	37,4
	37,3
SCHLEIM-AB-	37,2
KÜNZUNG	37,1
	37,0
	36,9
	36,8
	36,7
	36,6
	36,5
	36,4
	36,3
	36,2
	36,1
	36,0
TAGE NACH DER GEBURT	
DATUM	
SCHLEIM	WOCHENFLUSS BLUTUNG/EMP- FINDUNG
	AUSSEHEN
MUTTER- MUND	LAGE UND ÖFFNUNG
	FESTIGKEIT
VERKEHR	
FRUCHTBARE TAGE	